U0138304

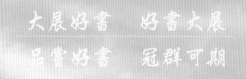

大展好書　好書大展
品嘗好書　冠群可期

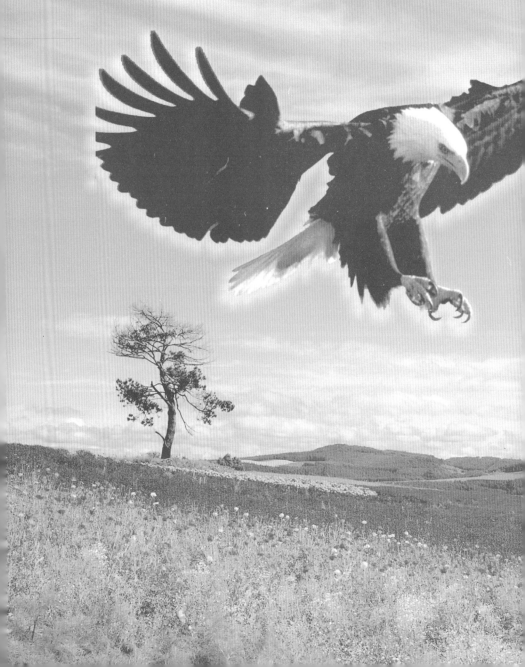

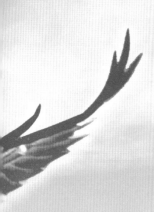

大展好書　好書大展
品嘗好書・冠群可期

中醫保健站：100

奇正縱橫 明經絡

丁宇 方芳 李焱 編著

大展出版社有限公司

前　言

經常有人問：經絡很玄吧？我總是回答：其實不玄，經絡的作用真實立現。只要告訴你經絡穴位在哪裏，你自己天天按揉，都會有很好的效果。

經常有人問：針灸很可怕吧？我總是回答：其實不然，針灸最安全。比中西藥都安全多了；絕大多數穴位只要把針扎進去，就會有效果，你可以不管寒熱虛實，經絡自然會幫你向好的趨勢調整。

還會有人問：學針灸很難嗎？我總是回答：說難不難，針灸在國外最吃香的時候，好多中國人準備移民前，都去學一個月針灸，就敢出去開診所；說不難也難，我這個幹了20多年針灸的臨床醫生，還是覺得自己仍有很多需要提高的地方，還在不斷地學習。

針灸易學難精！

作為一個針灸醫師，我可能需要一輩子去摸索進步，作為一個中醫愛好者，你可能只要一分鐘就能學會一種保健方法。

本書和之前的《陰陽五行匯中醫》《四氣五味嘗百草》雖然一脈相承，卻也有些不一樣。既想要給初學者一個言語活潑的科普介紹，希望他們能夠愛上經絡和穴位，能夠按圖索驥，進行自我保健，同時也想要透過這本書給針灸同道分享一些我對穴位經絡的理解。本書的「體會」

部分，不是按照正統教材單純地介紹，而是我20多年臨床經驗的小結，希望能夠給針灸醫師們一個借鑒。

其實寫完上一本書《四氣五味嘗百草》，有些疲倦的感覺，花了我很多心力和時間，卻讓我不很滿意。其實中藥、經絡、方劑說起來都是比較瑣碎和枯燥的，初學時都是死記硬背，想要系統地學習都沒有什麼美好可言，教材也是乏味得很。只是當你用它時，才覺得神奇就在你的手下呈現。

書其實寫得很快，總論部分寫不出花來，都是基礎知識，分論部分各個穴位我只挑了我最常用的穴位來寫，本意就是不要人云亦云，有體會有心得才把它說出來。所以基本都是有感而發，寫起來思如泉湧。不過不好之處就是有的穴位體會深刻時，一頁紙也寫不完，最後忍痛不言，有的穴位體會不是很深，往往只有寥寥數語。或許，過個幾年，我還需要重新修訂此書，將我更多感悟留存於此。

本書的總論部分經絡系統組成和穴位部分及分論部分的各經絡循行由黑龍江中醫藥大學方芳主筆，全文由北京房山區中醫院李焱修訂，我主要寫了分論部分各個穴位的感悟。書中的穴位定位和作用參考最新版的教材和國家標準《GBT-12346-2006-腧穴名稱與定位》。這樣既把正統的所言所語放置在前，供初學者學習，也把自己的經驗呈現於後，供大家參考借鑒。

編者：丁宇
於解放軍總醫院

目　錄

總　論

分　論

總　論

一、我與經絡的情緣

我們那個時代的少年，都有一個「武俠夢」，不像現在的孩子，可能更喜歡魔幻、仙俠。那時沒有遊戲，沒有網路，課餘時間最愛的就是武俠小說。

記得最早看武俠小說，主要還是梁羽生寫的，像《雲海玉弓緣》啦，《白髮魔女傳》《七劍下天山》《萍蹤俠影》等，書中寫的點穴讓我非常神往，能不能我也學會穴位，一點，別人就動不了了呢？

後來更喜歡金庸的小說，金大俠的小說每一本都看過好幾遍，有的甚至是幾十遍。最喜歡的是《神雕俠侶》，大學的時候，攢了好幾個月的生活費，趁著五一書市降價，買了一套，用報紙包上書皮，用毛筆寫上「問世間情為何物，只教生死相許……」。不過我喜歡的武功卻是段譽的「六脈神劍」，從那裏我才知道原來人的手上有六條經絡。

要說什麼時候開始練氣功的，我也不太清楚了，反正初中時我已經開始練了，都是看著書和雜誌瞎練的，對著比畫。所以最痛苦的事莫過於書上描述得不清晰，經絡怎麼走、氣怎麼運行、穴位在哪裏都無法清楚地理解。一直想找一幅經絡掛圖，但是在我們小縣城裏，當時這個願望一直難以實現。

初三時候，我生了場大病——上消化道大出血，當時

學校老師抬著擔架把我送到了縣人民醫院，在急診科裏換了三個護士都沒有將輸液針扎進我的血管，估計是因為出血太多，血管癟了不好扎。

出院後，我的上腹部還一直隱隱作痛，吃了好多藥就是不管用。家裏人也就不關注我的學習，就關注我的身體。於是，我更加投入地練氣功。我最喜歡的一本氣功書是當時讀浙江師範大學中文系的姐姐給我買的，是各名家的氣功集錦，裏面有一段是後來成為我師伯的吳式太極拳研究會會長王培生老先生練的功法。

終於在我上高二時，透過練小周天，把胃病治好了。我也想繼續練下去，可是後來在過下丹田的時候出現很多問題，因為沒有老師教，我自己也解決不了，不敢繼續下去，最終就放棄了。

從此我的心裏就埋下了一顆種子，想著有機會一定要學會經絡穴位。填寫高考志願時，對於我報考中醫學院，家裏人沒有反對，但是希望我報中藥系，能夠研究一下祖傳的草藥，但是我卻堅持報考了針灸推拿系，就為了那個從小沒有實現的夢。

等上了大學，學佛學儒，學拳學醫，終究發現少年的夢確實只能是夢，經絡穴位其真實不虛，卻並無我等夢想的那麼玄妙。少年的「武俠夢」也演變成青年的「大醫夢」，等到了大四、大五進入臨床，發現社會上佔主流的是西醫，哪怕在中醫院裏，經絡和穴位也遠遠不如西藥和輸液更加常用。迷茫和彷徨讓我無所適從，畢竟我想做的是一個好大夫，而不僅僅是一個好的中醫大夫。

但是最終我還是堅持下來了。大學同班同學30多人，真正還從事針灸的已經屈指可數了。現在幹了20多年的針灸臨床，我對經絡和穴位就像我的手一樣熟悉。要問現在我對針灸經絡的看法，那還是最初的那樣，經絡真實不虛，其在某些方面的效果是其他療法不可替代的。

也就因為這個，我才在躑躅中堅持下來，不斷探索、不斷學習、不斷昇華自己。越學越知道自己的不足，越學越感到經絡穴位的深奧，有時候看看自己十年前寫的文章和觀點，覺得自己當時的認識太膚淺了。於是現在的我養成一個好習慣，無論別人說得多離奇，都不會輕易地否定，因為我確實有很多未知的領域。

「毋意，毋必，毋固，毋我」，對於學術，一定要保持這樣的態度。

我已年近半百，尚有很多未知。有一次跟一個好友說，學醫25年了，我達到了現在這個水準，其實這25年裏，我有很多時間浪費在很多無謂的東西上。假如我能夠活到中國的平均壽命，我還有起碼25年的壽命，在這25年裏我專心於醫，一定會成為一個我心裏想要成為的醫生。

經絡已經糾纏了我二十多年了，以後的日子必將繼續糾纏下去。讓我在它的簡單和神奇中終老一生。以後我將過得更加單純，乘著經絡的小舟暢遊於醫學的海洋中，為每一點滴的收穫而心生喜悅。

經絡簡單而安全，針灸易學而難精，我也希望透過這本書把我對經絡的粗淺認識呈現給大家，讓曾經和我有一樣武俠夢的人延續經絡的夢。

二、什麼是經絡──經絡的前世今生

　　什麼是經絡，這大概是很多人想問的問題。經絡是怎麼被發現的，又是怎麼被確定下來的？是穴位先被發現，還是經絡先被發現？

　　這一系列的問題其實一直困擾著我們。

1.經絡是怎麼被發現的

　　觀點一：有人認為古人先發現了有治療作用的穴位，然後按一定的線索將穴位聯繫起來形成經絡，並逐步完善；有人認為古人首先發現經絡現象，在經絡的基礎上發現穴位，以後又不斷充實內容，形成經絡系統。按照官方教材的講法，經絡和穴位是「廣大勞動人民在生產生活實際中逐漸總結摸索出來的」，按這樣的說法，應該是穴位首先被發現，然後由相近的功效被聯絡在一起。

　　觀點二：另外的說法就是李時珍在《奇經八脈考》中引用宋代張伯端的話：「然內景隧道，唯反觀者能照察之。」意思是說，臟腑（內景）和經絡（隧道），只有內視（反觀）才能體察認識到。而所謂有內視能力的人，多數都是修煉之人。按照這種說法，就是經絡先發現，或者是經絡和穴位同時被發現。

　　在這裏我就不去爭論了，關於這些議論，歷史上和現代一直存在，都有一些道理，也總是不能夠很好地解釋。

但是，不管怎麼說，經絡的循行路線和穴位的具體定位沒有特別大的爭議。

最大最根本的爭議是：經絡和穴位到底是什麼，真實存在嗎？有解剖結構嗎？它是生物機體內尚未被發現的新結構，還是已知結構的未知功能？

2. 經絡的實質是什麼

1960年，朝鮮有一個名為金鳳漢的科學家，宣稱找到了經絡，並將之命名為「鳳漢管」，這個發現轟動了全球醫學界，也引發了各國對經絡研究的興趣，日本隨即組織了大批的科學家進行經絡的研究，揚言要在十五年內解開經絡之謎。作為經絡發源地的中國當然也很重視，組織了大批的科學家到朝鮮，去實地學習並加緊研究。然而，接下來的幾年全球科學家不斷要求朝鮮公布研究成果，朝鮮卻始終拿不出具體的證據，最終金鳳漢由於拿不出令人信服的證據而跳樓自殺，這件事就不了了之了。

這件事使得從事經絡研究的科學家們非常尷尬。儘管世界衛生組織（WHO）早在1980年就公開宣布針灸對43種病症是確定有效的，儘管美國等很多國家將針灸列入醫保範圍，儘管針灸診所已經遍佈世界各地——許多人還是放棄了研究經絡的實質，更有偏激的人根本否定了經絡的存在。在一部分百姓的認知中，經絡甚至成為迷信的一部分。

記得有一年我申請國家自然科學基金，內容是關於經絡伏安特性曲線的，結果如往常一樣悲哀——沒有通過，

但是有一個專家給我打了高分，他的評審意見我至今還有印象：「現在還有人執著地走在經絡研究的道路上，值得鼓勵。」

其實作為一個針灸臨床醫生，我們能真實地感受到經絡的作用，在遵從經絡理論的基礎上，透過刺激經絡和穴位，治好了各種各樣的疾病。可是，我們只能是由臨床疾病的治療效果來佐證，卻無法深入地直接地探究它的實質是什麼。

老百姓總覺得針灸經絡沒有發展，還是老祖宗留下來的那些東西。其實從20世紀50年代以來，國內外學者運用現代科學技術和方法對針灸學進行了深入的研究，雖然目前仍未獲得肯定的結論，但是也取得了許多突破性進展。現代研究主要從循經感傳現象、針刺作用傳導途徑、內臟與體表的關聯、經絡的形態學基礎等不同角度進行了研究，積累了不少的資料和經驗，為進一步深入研究並闡明經絡實質打下了基礎。

下面我就經絡研究中最淺顯易懂的部分──「循經感傳」，讓大家體會經絡的研究工作不是無的放矢，不是浪費科研經費，經絡是確實存在的。

3.循經感傳

什麼是「循經感傳」，顧名思義，就是沿著經絡走行路線，出現特殊的感覺傳導。當然，在正常情況下，肯定是不會出現這種現象的。當人們用毫針或其他方法刺激穴位時，出現的循古典經脈路線而擴散的感覺傳導現象即為

「循經感傳」。這種現象一直被認為是古人創立經絡學說的主要依據。

從1972年至1978年，中國共有20多個省、市、自治區的有關單位按照統一規定的普查方法和分型標準，對不同民族、性別、年齡的健康人群進行了63000多人次的普查分析，結果發現感傳出現率最高達45.2%，最低為5.6%，大多數在12%～24%之間。學者們還對203例莫桑比克人進行了循經感傳現象的調查，亦可出現循經感傳現象。大規模的調查結果表明，循經感傳廣泛存在於人群之中，基本上無種族、地域、年齡等方面的差別。

有人說循經感傳是不是扎中神經了，其實不過是神經的傳導。稍微有醫學常識的人就知道，循經感傳完全和神經傳導不一樣，有著自己鮮明的特徵。

在這裏我舉個我剛參加工作時的例子。我剛參加工作時，因為是從地方大學進入部隊醫院成為軍人，要參加新兵軍訓，我們被稱為「大訓隊」，我被分在一中隊。有一天我們中隊有個戰友得了胃腸型感冒，又是發熱又是拉肚子，一般治療感冒我喜歡用風池穴、大椎穴。

那天我看戰友得的是胃腸型感冒，肚子很難受，我就先選了足三里穴，他的針感很強，一下子就沿胃經往下傳導。因為他的病灶在胃，在足三里穴位的上方，所以，我用左手拇指按住穴位的下方，調整針尖方向向上，繼續提插捻轉行針，針感就向上傳導，但是針感過了膝關節就不再往上走。我又行「青龍擺尾」手法，最終通過髖關節，戰友覺得肚子一下就舒服了。留針半小時，五分鐘行一次

針。就此戰友再也沒有拉肚子，也沒有噁心，體溫也很快恢復了正常，第二天就正常參加訓練了。

從這個例子我們可以發現循經感傳有著自己的特徵。

（1）循經感傳的路線

感傳的路線大多數與《靈樞・經脈》所載的經脈循行路線基本一致，但也存在著不同程度的變化和差異。我的那個戰友針刺足三里穴產生的傳導基本是按照胃經走行，但是往上走到腹部就沒有再走了，而且到了腹部後也沒有很清晰的路線，往下傳也沒有過踝關節。

（2）循經感傳的性質

循經感傳的性質是多種多樣的，常與個體、刺激方式和強度有關。針刺和指壓時多產生酸、麻、脹、抽動、冷、熱等感覺傳導；電脈衝刺激時除上述感覺外，尚有水流感、蟻行感、蟲樣蠕動感等；艾灸時則多產生熱感或麻感；穴位注射後以酸、脹、沉重感居多，偶有熱感、冷感等。那次我戰友的感覺就是一種模糊的酸脹感，到了腹部變成一種溫熱感，他不是學醫的，更不懂經絡，所以他的描述應該是自己最真實的感受。

我自己不是個經絡敏感的人，針灸時出現循經感傳比較少，但是有一次針刺眼眶下的四白穴，出現了從來沒有感覺過的「蟻行感」，讓我至今記憶猶新。

（3）循經感傳的速度

循經感傳速度有快、慢兩種。快的如觸電樣放散，可立即走完整條經絡；但多數為慢性傳導，其速度比神經傳導速度明顯要慢，從每秒數毫米至數厘米不等，一般在

0.10m/s左右。那次戰友的經絡傳導就很慢，傳導隨著我行針手法，慢慢地向上走行，從足三里穴到腹部這段距離花了1分鐘，而且不是勻速的，通過關節時尤其緩慢，甚至停滯不前。這與《靈樞・五十營》篇中「呼吸定息，氣行六寸」（其速度換算過来為2.8～3.6cm/s）的氣行速度很接近。在現實的臨床上，循經感傳大多是以這種速度傳導的。至於快如觸電感，大多是因為刺中神經了，容易出現這種感覺的穴位有很多，比如環跳穴有坐骨神經、太谿穴處有脛神經、內關穴處有正中神經，這些穴位處都存在比較粗大的神經幹。

（4）循經感傳的方向和回流

刺激四肢末端的井穴，感傳向軀幹、頭面部方向單向傳導，而刺激軀體部任何一個經穴則出現從該穴向兩個相反方向的感傳，這說明感傳的傳導是雙向性的。我們還可以透過手法誘導和針尖方向調整來控制感傳方向，也就是古人說的「按之在上命氣下行，按之在下令氣上行」。上面那個例子就是這樣，針刺足三里大多感傳向下，由拇指按住下方，針尖朝上就可以令針感往上傳導。

（5）循經感傳的趨病性

所謂感傳的趨病性，是指循經感傳在傳導過程中有「趨向病灶」的特性。即感傳沿該經脈循行到接近「病灶」的部位時，即偏離本經而趨向病所。前例患者就是傳導到了胃腸就不再向上傳導了。

循經感傳與針灸臨床之間關係十分密切。針灸療效和針刺鎮痛及針刺麻醉效果等方面均與循經感傳的有無、強

弱和是否到達「病所」等有直接關係。在前個病例中，當針刺穴位循經感傳到疼痛部位——腹部時，其不適感明顯緩解；又如治療尿瀦留患者時，針刺「關元」「中極」穴循經感傳要求到達尿道，療效才顯著，這就是「氣至病所」「氣至而有效」。

　　循經感傳現象受多種因素的影響，除前述部分因素外，還和時間、溫度、刺激方式、刺激強度、穴位等有關係。值得我們注意的是循經感傳和受試者心理狀態也密切相關。一般在心情愉快、較平靜狀態下感傳出現率較高；反之情緒不佳、波動起伏狀態下感傳出現率顯著降低。

　　大學時我們還做過一個實驗，先讓受試者入靜，然後再針刺穴位來誘發循經感傳。有人曾在118例受試者入靜時誘發循經感傳，其感傳出現率高達85.6%。但是我們班的誘發結果並沒有這麼高的比例，估計和受試者入靜的程度有關。要是這樣認為的話，或許真的是一些古人在入靜時發現了經絡。

4.體表循經線檢測

　　循經感傳現象表明，人體體表確實存在著某種與古典醫籍記載經絡運行基本一致的軌跡，我們人眼看不見、摸不著，但是你不能說它不存在。很多東西都看不見、摸不著，像空氣、電磁波，但是我們可以用多種方法證明它們的存在。那經絡呢？我們怎麼由客觀的方法將這些特殊的軌跡檢測出來呢？研究者們結合邊緣學科，利用現代科學的新技術尋求一些客觀的檢測方法。1986年體表循經線

檢測被列為國家「七五」攻關計劃，為經絡研究中的主攻方向之一。

（1）皮膚電測量

從 1958 年開始，中國一些學者就開始對經穴電阻進行測定。20 世紀 70 年代至今不少人對經絡路線的皮膚是否真正具有低阻抗性進行了深入的研究。儘管對於經穴的電學特性尚未取得完全一致的結論，但大多數研究者最後均認為皮膚低阻點的分布確有其循經特點。

皮膚電阻測定的資料表明：在經絡穴位上呈現有電阻低和通電量高的特點，故又稱「良導點」。並在測定中發現：經穴導電量高，非經穴導電量低；氣血旺盛者導電量高，氣血虛弱者導電量低。認為經穴是人體導電的門戶，經絡是電子流動的路線。

但是，用皮膚電現象來解釋研究經絡學說，還有學者持不同的看法，因為實際研究的結果，常因局部出汗、乾濕度、溫度、測定探頭的壓力、環境的安靜程度、精神情緒等影響測定值的變化，即使是同一個人體，在不同的時間段，測定值的波動也很大。

我也在臨床上做了很長一段時間升級版的經絡皮膚電測定——經絡的伏安特性曲線。實驗遇到最大的問題就是測定結果不穩定。雖然在很多疾病上，可以在大樣本統計中有意義，比如，我們曾經系統地研究過腰痛的經絡測定，發現腰痛患者的膀胱經和腎經異常情況最多，而且針刺後這兩條經絡的症狀改善最明顯。但是由於在個體上影響因素太多，甚至連情緒都會影響檢測結果，因此不容易

排除干擾因素，沒法精準地給出臨床指導。

所以，後來我只會在一些疑難雜症中選擇性地使用，其實用性就大打折扣。

（2）放射性同位素示蹤

20世紀60年代初期，中國有人開始應用放射性同位素檢測經絡的循經路線。至80年代中期有人將Te99過鍀酸鈉洗脫液注入健康受試者或患者的穴位（主要是腕踝部穴位），然後以大視野γ-閃爍照相機自動掃描，記錄放射性同位素遷徙過程的圖像，將示蹤軌跡與古典經線進行比較，結果發現放射性同位素示蹤軌跡在四肢肘膝關節以下與古典循經路線基本一致，肘膝關節以上部分也大致吻合。

我們科的同事周章玲主任在20世紀90年代前研究過膽囊炎患者，用放射性同位素，測定膽經的循行路線，觀察到針刺前核素遷移軌跡與古典經絡吻合率為78.3%，針刺後上升為85.0%。

（3）穴位聲發射信號

20世紀80年代初期，有人率先以彈簧壓力計在穴位上施加恒定的壓力（500～1000g）激發聲信號，以聲電換能器在預定的部位接收，發現在該穴所屬經脈的循行線上可以記錄到相應的聲發射信號（低頻機械振動波）。近年來有人用4個探頭同時記錄，對大腸經的循行路線進行檢測，根據上百次觀察的結果得知，本經穴位的聲信號出現率均顯著高於兩側旁開的對照點，顯示了低頻聲信號循經傳播的特點。但由於體內產生低頻振動的聲源較多，且傳

導這種信號的基質目前也尚不清楚，故這項工作還有許多問題有待進一步研究解決。

在體表循行線檢測方法的研究中，還有人對皮膚經穴的超微發光進行了研究，測出14條與經脈路線基本一致的高發光線，其發光強度與循經感傳有一定關係。另有人藉助紅外成像技術、液晶熱像圖和輻射場照相術等開展了一些研究，也尚待進一步深入研究。

5.經絡實質的假說

大量的臨床資料觀察和實驗研究，特別是循經感傳現象的研究，證實了經絡是客觀存在的，但經絡的實質是什麼？一些學者從不同的角度進行了探索，提出了各種假說。他們都從某一側面涉及了經絡的實質，但尚需大量的、紮實的實驗予以驗證。

目前對經絡實質的看法大體上有以下3種觀點：

①「經絡」是以神經系統為主要基礎，包括血管、淋巴系統等已知結構的人體功能調節系統。

②「經絡」是獨立於神經、血管、淋巴系統等已知結構之外（但又與之密切相關）的另一個功能調節系統。

③「經絡」可能是既包括已知結構，也包括未知結構的綜合功能調節系統。

在這裏我們介紹一下第三平衡系統假說。研究者認為，現代生理學已知的人體平衡機構大約有三：軀體神經系統、自主神經系統、內分泌系統。前二者的反應較快，是以秒計的，後一種反應較慢，是以分計的。按反應速度

計，似乎自主神經系統和內分泌系統之間還存在一個中間系統，它比神經慢、比內分泌快。

因此人體有4種平衡系統，其速度與作用是：第一平衡系統骨骼神經，速度100m/s，作用：快速姿勢平衡；第二平衡系統自主神經，速度1m/s，作用：內臟活動平衡；第三平衡系統經絡，速度0.1m/s，作用：體表內臟間平衡；第四平衡系統內分泌，速度以分計，作用：全體慢平衡。

6.我的觀點

在我看來，經絡應該是沒有一個具體類似於「通路」的形態結構，要是有的話，早就應該被發現了。但是它應該有一些具體的物質基礎，現在我們還沒有追蹤到它，或者說我們還沒有清晰地把它們歸納整合到一起。

而古代人更不知道有什麼結構形態，而是把它的功能提煉出來，就像我們說中醫的五臟六腑，和相對應的西醫臟腑是不同的，它是氣化的臟腑，是專注於功能的臟腑。

中醫關注的不是「經絡是什麼」，而是經絡能幹什麼、有什麼用，我們如何利用它達到治病防病的目的——這就夠了。對於老百姓和普通臨床醫生來說，這就夠了，但是對於研究經絡的學者來說，窮究其理，苦追其形，是工作，是信念，是讓經絡更加簡單明瞭。

同道們，我們還需努力，道阻且長。

三、經絡系統的組成

　　大家都知道經絡，經絡是人體內運行氣血的通道。其實經絡包含兩個方面：經脈和絡脈。

　　「經」，有路徑的含義，為直行的主幹；「絡」，有網路的含義，為側行的分支。打個不恰當的比喻，把人比作城市，經絡就像城市的道路，道路通行的是行人和車輛，經絡通行的是氣血。經脈大多上下縱行，係經絡的主體部分，像城市的主幹道；絡脈從經脈中分出側行，是經絡的細小部分，像城市的小巷弄堂。經絡縱橫交錯，遍布全身，是人體重要組成部分。

　　經絡系統由經脈與絡脈相互聯繫、彼此銜接而構成，經絡系統中有經氣的活動。所謂經氣，即經絡之氣。經氣活動的主要特點是循環流注、如環無端、晝夜不休。人體由經氣的運行，以調節全身各部的機能活動，從而使整個機體保持了協調和相對平衡。

　　就像城市的道路，通暢才是關鍵，主幹道不通，全市交通就陷入癱瘓，弄堂小巷不通，也就是附近的街坊鄰居出行困難。經絡也是，絡脈不通引起的可能是局部問題，經脈不通往往會引起全身的反應。

　　如上所述，經絡系統由經脈和絡脈組成。而經脈包括十二經脈、奇經八脈，以及附屬於十二經脈的十二經別、十二經筋、十二皮部；絡脈包括十五絡脈和難以計數的浮

絡、孫絡等。實際上就是人體到處密布著經絡。當時我剛知道經絡包括這麼多內容時很驚訝，在我的心裏，以為經絡內容就是：打通任督二脈成就小周天，打通奇經八脈就是大周天，最多再加上「六脈神劍」就功德圓滿了。不過，雖然經絡系統內容很多，但是臨床上應用，還是以十四經脈為主，大家不必有畏難情緒。

用一個圖表可以直接明瞭地看清經絡的組成，如表1-1所示。

1. 十二經脈

十二經脈係指十二臟腑所屬的經脈，是經絡系統的主體，故又稱為「正經」。

（1）十二經脈的名稱

十二經脈的名稱由手足、陰陽、臟腑三部分組成。首先用手、足將十二經脈分成手六經和足六經。金庸的《天龍八部》裏段譽的六脈神劍練的就是手六經，有時候我會想，要是天龍寺發明個「十二脈神劍」，那修煉的人只能是不穿鞋的苦行僧了。

凡屬六臟及循於肢體內側的經脈為陰經，屬六腑及循於肢體外側的經脈為陽經。根據陰陽消長變化的規律，陰陽又劃分為三陰三陽，三陰為太陰、少陰、厥陰，三陽為陽明、太陽、少陽。

按照上述命名規律，十二經脈的名稱分別為手太陰肺經、手陽明大腸經、足陽明胃經、足太陰脾經、手少陰心經、手太陽小腸經、足太陽膀胱經、足少陰腎經、手厥陰

表1-1　經絡系統組成

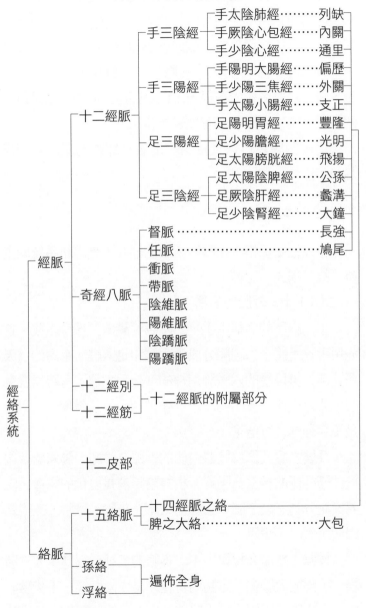

心包經、手少陽三焦經、足少陽膽經和足厥陰肝經。

（2）十二經脈的分布規律

十二經脈左右對稱地分布於頭面、軀幹和四肢，縱貫全身。與六臟相配屬的六條陰經（六陰經），分布於四肢內側和胸腹，上肢內側為手三陰經，下肢內側為足三陰經；與六腑相配屬的六條陽經（六陽經），分布於四肢外側和頭面、軀幹。上肢外側為手三陽經，下肢外側為足三陽經。十二經脈在四肢的分布呈現一定規律，具體表述如下。

按立正姿勢，兩臂下垂拇指向前的體位，將上下肢的內外側分別分成前、中、後三個區線。手足陽經為陽明在前、少陽在中、太陽在後；手足陰經為太陰在前、厥陰在中、少陰在後。其中足三陰經在足內踝上8寸以下，為厥陰在前、太陰在中、少陰在後，至內踝上8寸以上，太陰交出於厥陰之前。

（3）十二經脈屬絡表裏關係

十二經脈在體內與臟腑相連屬，並具有明確的屬絡表裏關係。陰經屬臟絡腑；陽經屬腑絡臟。臟為陰主裏，腑為陽主表，臟腑相表裏。

一經配一臟，一臟配一腑，陰陽配對，這樣就形成了臟腑陰陽經脈的屬絡表裏關係。如手太陰肺經屬肺絡大腸，與手陽明大腸經相表裏；手陽明大腸經屬大腸絡肺，與手太陰肺經相表裏。其餘同類，詳見表1-2。具有屬絡關係的臟腑與經脈及互為表裏的經脈在生理上相互聯繫，病理上相互影響，治療上相互為用。

表1-2　十二經脈與臟腑器官聯絡表

經脈名稱	聯絡的臟腑	聯絡的器官
手太陰肺經	屬肺，絡大腸，還循胃口	喉嚨
手陽明大腸經	屬大腸，絡肺	入下齒中，挾口、鼻
足陽明胃經	屬胃，絡脾	起於鼻，入上齒，環口挾唇，循喉嚨
足太陰脾經	屬脾，絡胃，流注心中	挾咽，連舌本，散舌下
手少陰心經	屬心，絡小腸，上肺	挾咽，系目
手太陽小腸經	屬小腸，絡心，抵胃	循咽，至目內外眥，入耳中，抵鼻
足太陽膀胱經	屬膀胱，絡腎	起於目內眥，至耳上角，入絡腦
足少陰腎經	屬腎，絡膀胱，上貫肝，入肺中，絡心	循喉嚨，挾舌本
手厥陰心包經	屬心包，絡三焦	系耳後，出耳上角，入耳中，至目銳眥
手少陽三焦經	屬三焦，絡心包	
足少陽膽經	屬膽，絡肝	起於目銳眥，下耳後，入耳中，出耳前
足厥陰肝經	屬肝，絡膽，挾胃，注肺	過陰器，連目系，環唇內

（4）十二經脈與臟腑器官的聯絡

在體內，十二經脈除與六臟六腑有特定配屬關係外，還和相關臟腑有聯繫；在頭面部和身體，十二經脈還與其循行分布部位的組織器官有著密切的聯絡。臨床上辨證分經、循經取穴，以此為依據。

十二經脈與臟腑器官的聯絡，詳見表1-2。

比如脾經，聯絡脾、胃、心三個臟腑，又路過咽喉、舌，所以脾經不僅能夠治療脾胃病，也能治療失眠、心慌、高血壓等心血管疾病，還能治療咽痛、吞嚥不利、言語不清等。所以大家應該好好研究一下這個表格，如果有些疾病常規方法治療效果不好，可以試試看由經絡循行來尋找穴位，調整你的穴位處方。

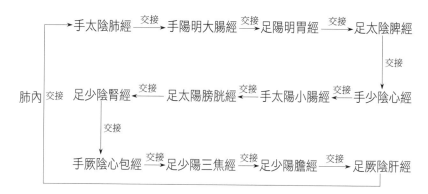

圖1-1　十二經脈循環走向與銜接規律表

（5）十二經脈的循行走向與銜接規律

十二經脈的循行走向總的規律是：手三陰經從胸走手，手三陽經從手走頭，足三陽經從頭走足，足三陰經從足走腹胸。

十二經脈循行銜接規律是：

①相表裏的陰經與陽經在手足末端交接。如手太陰肺經與手陽明大腸經交接於示指。

②同名的陽經與陽經在頭面部交接。如手陽明大腸經與足陽明胃經交接於鼻旁。

③相互銜接的陰經與陰經在胸中交接。如足太陰脾經與手少陰心經交接於心中（見圖1-1）。

（6）十二經脈的循環流注

十二經脈的氣血流注從肺經開始逐經相傳，至肝經而終，再由肝經復傳於肺經，流注不已，從而構成了週而復始、連環不斷的循環傳注系統。十二經脈將氣血周流全身，使人體不斷地得到營養物質而維持各臟腑組織器官的

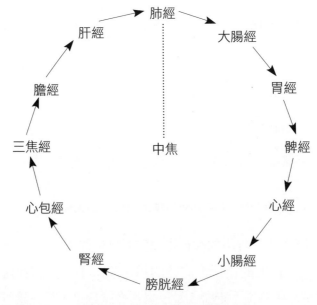

圖1-2 十二經脈循環流注圖

功能活動。十二經脈的循環流注順序見圖1-2。

　　十二經脈的如此循環和時間相配合，就形成了「子午流注」針法。但是我在臨床上基本沒有用過，現在都還給老師了，真是慚愧！

2.奇經八脈

　　奇經八脈，包括督脈、任脈、衝脈、帶脈、陰維脈、陽維脈、陰蹺脈、陽蹺脈共八條。

　　「奇」有奇特、奇異的意思。奇經八脈與十二正經不同，不直接隸屬於十二臟腑，也無表裏配屬關係，所以稱「奇經」。除了任、督二脈以外的其他六條奇經走行路線也不像十二正經那麼有規律。

　　奇經八脈除帶脈橫向循行外，其他均為縱向循行，縱橫交錯地循行分布於十二經脈之間。奇經八脈的主要作用體現在兩方面。

　　其一，溝通了十二經脈之間的聯繫，將部位相近、功能相似的經脈聯繫起來，起到統攝經脈氣血、協調陰陽的作用；奇經八脈中的督脈、任脈、衝脈皆起於胞中，同出於會陰，稱為「一源三歧」。督脈可調節全身陽經脈氣，故稱「陽脈之海」；任脈可調節全身陰經脈氣，故稱「陰脈之海」；衝脈可積蓄、調節十二經氣血，故稱「十二經之海」，又稱「血海」。

　　其二，對十二經脈氣血有著蓄積和滲灌的調節作用。若喻十二經脈如江河，奇經八脈則猶如湖泊。奇經八脈具體的循行分布和功能見表1–3。

表 1–5　奇經八脈循行分布和功能

脈名	循行分布概況	聯絡的器官
任脈	腹、胸、頷下正中，總任六陰經	調節全身陰經經氣，故稱「陰脈之海」
督脈	腰、背、頭面正中，總督六陽經	調節全身陽經經氣，故稱「陽脈之海」
帶脈 衝脈	起於脇下，環腰一周，狀如束帶 與足少陰經相併上行，環繞口唇，且與任、督、足陽明等有聯繫	約束縱行軀幹的諸條經脈 積蓄十二經氣血，故稱「十二經之海」或「血海」
陰維脈	小腿內側，併足太陰、厥陰上行至咽喉合於任脈	調節六陰經經氣
陽維脈	足跗外側，併足太陰、厥陰上行至咽喉合於任脈	調節六陽經經氣
陰蹻脈	足跟內側，伴足少陰等經上行，至目內眥與陽蹻脈會合	調節肢體運動，司眼瞼開合
陽蹻脈	足跟外側，伴足太陽等經上行，至目內眥與陰蹻脈會合	調節肢體運動，司眼瞼開合

奇經八脈中的任脈和督脈，各有其所屬的腧穴，故與十二經相提並論，合稱「十四經」。十四經均具有一定的循行路線、病候和所屬腧穴，是經絡系統中的主要部分。十四經脈循行分布見圖1-3、1-4和1-5。

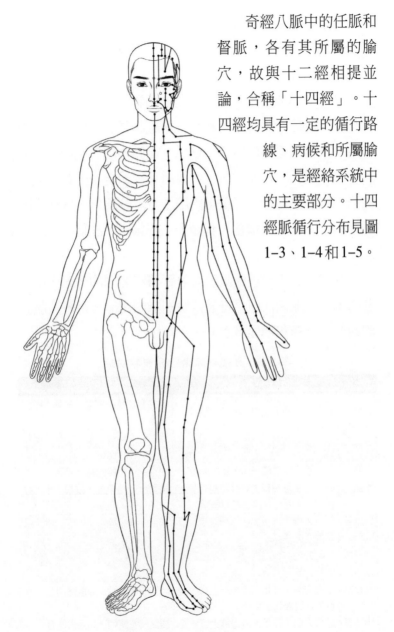

圖1-3　十四經脈循行分布示意圖（一）

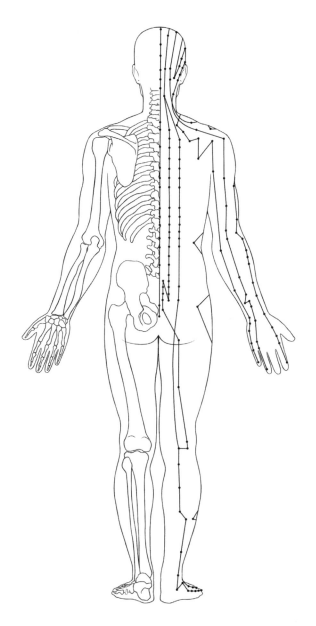

圖1-4　十四經脈循行分布示意圖（二）

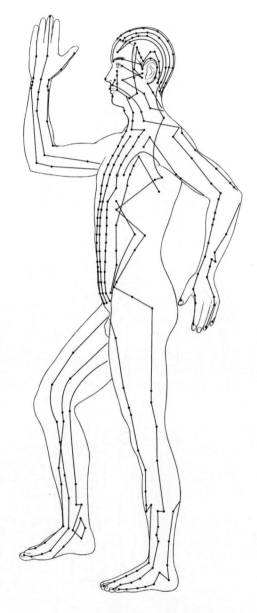

圖1-5 十四經脈循行分布示意圖（三）

3.十五絡脈

十二經脈和任、督二脈各自別出一絡，加上脾之大絡，總計15條，稱為十五絡脈。十二經脈的別絡均從本經四肢肘膝關節以下的絡穴分出，走向其相表裏的經脈，即陰經別絡於陽經，陽經別絡於陰經。

（1）列缺——手太陰絡脈

手太陰肺經的別行絡脈，名曰列缺，起於腕關節上方橈骨莖突後的分肉之間，與手太陰本經並行，直入手掌中，散布於大魚際部。

它的病變，實證為手橈側腕部銳骨和掌中發熱，虛證為呵欠頻作、小便失禁或頻數，可取它的絡穴列缺治療。穴在距腕一寸半處，別行於手陽明大腸經。

（2）偏歷——手陽明絡脈

手陽明大腸經的別行絡脈，名曰偏歷，在腕關節後三寸偏歷穴處分出，走向手太陰肺經；其支脈向上沿著臂膊，經肩髃穴上行至下頜角處，遍布於齒中；其支脈進入耳中，合於該部所聚的主脈。

它的病變，實證為齲齒、耳聾，虛證為齒冷、經氣閉阻不通暢，可取它的絡穴偏歷治療。

（3）豐隆——足陽明絡脈

足陽明胃經的別行絡脈，名曰豐隆，在距離外踝上八寸處分出，走向足太陰脾經；其支脈沿著脛骨外緣上行聯絡於頭項部，與各經的經氣相會合，再向下聯絡於咽喉部。它的病變，氣逆則發生突然失聲；實證為狂癲之疾，

虛證為足緩不收、脛部肌肉萎縮，可取它的絡穴豐隆治療。

（4）公孫──足太陰絡脈

足太陰脾經的別行絡脈，名曰公孫，在足大趾本節後一寸處分出，走向足陽明胃經；其支脈進入腹腔，聯絡於腸胃。它的病變，氣上逆則發生霍亂；實證為腹內絞痛，虛證為鼓脹之疾，可取它的絡穴公孫治療。

（5）通里──手少陰絡脈

手少陰心經的別行絡脈，名曰通里，在腕關節後一寸處分出上行，沿著手少陰本經入於心中，再向上聯繫舌根部，會屬於目系。它的病變，實證為胸中支滿阻隔，虛證為不能言語，可取它的絡穴通里治療。穴在腕關節後一寸，別行於手太陽小腸經。

（6）支正──手太陽絡脈

手太陽小腸經的別行絡脈，名曰支正，在腕關節後五寸處，向內側注入手少陰心經；其支脈上行經肘部，上絡於肩髃穴部。它的病變，實證為關節弛緩，肘部痿廢不用，虛證為皮膚贅生小疣，可取它的絡穴支正治療。

（7）飛揚──足太陽絡脈

足太陽膀胱經的別行絡脈，名曰飛揚，在外踝上七寸處分出，走向足少陰腎經。

它的病變，實證為鼻塞流涕、頭背部疼痛，虛證為鼻流清涕、鼻出血，可取它的絡穴飛揚治療。

（8）大鐘──足少陰絡脈

足少陰腎經的別行絡脈，名曰大鐘，在內踝後繞行足

跟部，走向足太陽膀胱經。其支脈與足少陰本經並行向上而至於心包下，再貫穿腰脊。

它的病變，氣上逆則發生心胸煩悶；實證為二便不通，虛證為腰痛，可取它的絡穴大鐘治療。

（9）內關——手厥陰絡脈

手厥陰心包經的別行絡脈，名曰內關，在腕關節後二寸處，發出於兩筋之間，走向手少陽三焦經。它沿著手厥陰本經向上聯繫於心包，散絡於心系。

它的病變，實證為心痛，虛證為心中煩亂，可取它的絡穴內關治療。

（10）外關——手少陽絡脈

手少陽三焦經的別行絡脈，名曰外關，在腕關節後二寸處分出，繞行於肩膀的外側，上行進入胸中，會合於心包。它的病變，實證為肘部拘攣，虛證為肘部弛緩不收，可取它的絡穴外關治療。

（11）光明——足少陽絡脈

足少陽膽經的別行絡脈，名曰光明，在外踝上五寸處分出，走向足厥陰肝經，向下聯絡於足背部。

它的病變，實證為足脛部厥冷，虛證為足軟無力不能行走，坐而不能起立，可取它的絡穴光明治療。

（12）蠡溝——足厥陰絡脈

足厥陰肝經的別行絡脈，名曰蠡溝，在內踝上五寸處分出，走向足少陽膽經；其支脈經過脛部上行至睾丸部，終結於陰莖處。它的病變，氣逆則發生睾丸腫脹或突發疝氣；實證為陰莖挺長、陽強不倒，虛證為陰部暴癢，可取

它的絡穴蠡溝治療。

（13）長強——督脈之絡

督脈的別行絡脈，名曰長強，挾脊旁臀肌上行至項部，散布於頭上；再向下到兩肩胛之間，分左右別行於足太陽膀胱經，深入貫穿於脊膂中。

它的病變，實證為脊柱強直，虛證為頭重、旋搖不定，此皆督脈的別絡之過，可取它的絡穴長強治療。

（14）尾翳——任脈之絡

任脈的別行絡脈，名曰尾翳（也稱鳩尾），從鳩尾向下，散布於腹部。

它的病變，實證為腹部皮膚疼痛，虛證為腹部皮膚瘙癢，可取它的絡穴尾翳（即鳩尾）治療。

（15）大包——脾之大絡

脾的大絡，名曰大包，在淵腋穴下三寸處發出，散布於胸脇部。它的病變，實證為一身盡痛，虛證為周身肌肉關節鬆弛無力；此一絡脈像網路一樣包絡周身，如現血瘀，可取它的絡穴大包治療。

四肢部的十二經的絡脈，加強了十二經中表裏兩經的聯繫，溝通了表裏兩經的經氣，補充了十二經脈循行的不足。軀幹部的任脈別絡、督脈別絡和脾之大絡，分別溝通了腹、背和全身經氣，輸布氣血以濡養全身組織。

4.十二經別

十二經別是十二正經離、入、出、合的別行部分，是正經別行深入體腔的支脈。十二經別多從四肢肘膝關節以

上的正經別出（離），經過軀幹深入體腔與相關的臟腑聯繫（入），再淺出於體表上行頭項部（出），在頭項部，陽經經別合於本經的經脈，陰經經別合於其相表裏的陽經經脈（合）。十二經別按陰陽表裏關係匯合成六組，在頭項部合於六陽經脈，故有「六合」之稱。

由於十二經別有離、入、出、合於表裏之間的特點，不僅加強了十二經脈的內外聯繫，更加強了經脈所屬絡的臟腑在體腔深部的聯繫，補充了十二經脈在體內外循行的不足。由於十二經別經由表裏相合的「六合」作用，使得十二經脈中的陰經與頭部發生了聯繫，從而擴大了手足三陰經穴位的主治範圍。如手足三陰經穴位之所以能主治頭面和五官疾病，與陰經經別合於陽經而上頭面的循行是分不開的。

此外，由於十二經別加強了十二經脈與頭面部的聯繫，故而突出了頭面部經脈和穴位的重要性及其主治作用。

5.十二經筋

十二經筋是十二經脈之氣輸布於筋肉骨節的體系，是附屬於十二經脈的筋肉系統。其循行分布均起始於四肢末端，結聚於關節骨骼部，走向軀幹頭面。十二經筋行於體表，不入內臟。

足三陽經筋起於足趾，循股外上行結於頄（面）；足三陰經筋起於足趾，循股內上行結於陰器（腹）；手三陽經筋起於手指，循臑外上行結於角（頭）；手三陰經筋起

於手指，循臑內上行結於賁（胸）。

經筋具有約束骨胳、屈伸關節、維持人體正常運動功能的作用。經筋為病，多為轉筋、筋痛、痺證等，針灸治療多局部取穴而瀉之。經筋理論在經絡理論是非常重要的一部分，因為針灸治療骨傷科、軟組織疾病其實都是基於這個理論之上。經筋病是針灸科最主要的病種之一。

6. 十二皮部

十二皮部是十二經脈功能活動反映於體表的部位，也是絡脈之氣散布之所在。十二皮部的分布區域是以十二經脈在體表的分布範圍，即十二經脈在皮膚上的分屬部分為依據而劃分的。由於十二皮部居於人體最外層，又與經絡氣血相通，故是機體的衛外屏障，起著保衛機體、抗禦外邪和反映病症的作用。近現代臨床常用的皮膚針、穴位敷貼法等，均以皮部理論為指導。

從十二正經到奇經八脈，從十五絡脈到十二經筋，從十二經筋到十二皮部，經絡系統形成了從上到下、從內到外的一個立體三維的網路。

經脈是主幹，十二正經是中心，奇經八脈能補充十二正經的不足；十五絡脈是側支，起到加強經脈之間聯絡的作用；而十二經別也是側支，加強內外臟腑和外在經脈之間的聯絡；十二經筋和十二皮部又是經脈的另一種表現，一個表現於肌肉韌帶（經筋），一個表現於皮膚（皮部），中醫理論裏一樣存在著肌肉和皮膚，不能將其等同於「經筋」「皮部」。

應該這麼理解：肌肉和皮膚都是需要經絡來聯繫和供給氣血等營養物質的。而經絡中起到這部分作用的就依靠經筋、皮部，經筋對應肌肉韌帶等軟組織，皮部對應皮膚。

整個經絡系統就是網路，而網路要發揮作用關鍵就是要通暢。所以針灸推拿的作用主要體現在疏通經絡上，而所謂的補瀉反倒在其次。中國有句俗話「不通則痛，通則不痛」，不通就可以用針灸疏通經絡來治療。因此針灸止痛也是全世界所公認的，療效確切。無論哪種疾病引起的疼痛，針灸都能起到一定的作用。無論是常見的神經痛、關節痛、肌肉痛，還是少見的癌痛、術後痛、內臟痛都可以用針灸緩解。

針灸止痛不良反應少，但是它畢竟是以疏通調節為主，所以針灸止痛的作用是有限的。比如像癌痛，我們能減少止痛藥的用量，但是不能替代止痛藥。

四、穴位——經絡之氣匯聚之所

我們的少年時代，是武俠小說盛行的年代，金庸、梁羽生等名家的小說讓我愛不釋手，很多經典都讀過好幾遍，有的甚至是十幾遍，上大學後，我發現考入針灸推拿專業的同學很多都是武俠小說的愛好者。有很多人對武術深深著迷，我也不例外。

對其中什麼大小周天、奇經八脈等更是想深究到底有沒有這回事。點穴是不是能讓人不動了，或是昏睡不醒，或是大笑不止？穴位有那麼神奇嗎？

穴位，又稱為腧穴，中醫認為是人體臟腑經絡之氣輸注於體表的特殊部位。腧，本寫作「輸」，所以都發聲為「ㄕㄨ」，有轉輸、輸注的含義，表示是經氣轉輸之所；穴，即孔隙的意思，意思是經氣所居之處。

人體的腧穴既是疾病的反應點，又是針灸的施術部位。腧穴與經絡、臟腑、氣血密切相關。針灸透過經脈、氣血、腧穴三者的共同作用，達到治療的目的。經穴均分別歸屬於各經脈，經脈又隸屬於一定的臟腑，腧穴、經脈、臟腑間形成了不可分割的聯繫。

1.腧穴的發現

大學教材裏，把穴位認為是人們在長期的醫療實踐中發現的。遠古時代，我們的祖先當身體某一部位或臟器發

生疾病時，在病痛局部砭刺、叩擊、按摩、針刺、火灸，發現可減輕或消除病痛。這種「以痛為輸」所認識的腧穴，隨著對經絡及腧穴主治作用認識的不斷深化，古代醫家對腧穴的主治作用進行了歸類，並與經絡相聯繫，說明腧穴不是體表孤立的點，而是與臟腑相通的。透過不斷總結、分析、歸納，逐步將腧穴分別歸屬各經。

很顯然，這樣的說法很無趣，沒有戲劇性。但是從現實臨床實踐，也就是現在人們的治病的過程中，還是在不停地發現一些新的療效顯著的穴位，我們又給它一個新的名字，不過都稱為奇穴。從這個意義上說，這個發現過程是可以理解的。

《黃帝內經》論及穴名約160個，並有腧穴歸經的記載。晉代皇甫謐所著《針灸甲乙經》記載周身經穴名349個，除論述了腧穴的定位、主治、配伍、操作要領外，並對腧穴的排列順序進行了整理，為腧穴學理論和針灸實踐的發展做出了重要貢獻。

北宋王惟一對腧穴重新進行了考定，撰寫了《銅人腧穴針灸圖經》，詳載了354個穴名。元代滑伯仁所著《十四經發揮》載經穴穴名亦為354個，並將全身經穴按循行順序排列，稱「十四經穴」。明代楊繼洲《針灸大成》載經穴名359個，並列舉了辨證選穴的範例，充實了針灸辨證施治的內容。清代李學川《針灸逢源》定經穴穴名361個，並延續至2006年，國家重新修訂穴位標準，頒布的《GBT12346-2006腧穴名稱與定位》，將印堂穴從經外奇穴歸為督脈，因此十四經穴現在就有362個了。

　　但是古人和今人一樣，都認為經穴應當是365個，以對應365天，雖然實際上位於十四經上的穴位就不止365個，但是大家也沒有統一的意見，把這些原來屬於經外奇穴的穴位歸屬於十四經穴。選誰不選誰，這是個問題，沒有一個標準，誰也不能說服誰，不如就維持現狀。

2.腧穴的分類

　　從上面的描述，大家也知道了，人體的腧穴大體上可歸納為十四經穴、奇穴、阿是穴三類。

（1）十四經穴

　　是指具有固定的名稱和位置，且歸屬於十二經和任脈、督脈的腧穴。這類腧穴具有主治本經和所屬臟腑病症的共同作用，因此，歸納於十四經脈系統中，簡稱「經穴」。十四經穴共有362個，是腧穴的主要組成部分。

（2）奇　穴

　　是指既有一定的名稱，又有明確的位置，但尚未歸入或不便歸入十四經系統的腧穴。這類腧穴的主治範圍比較單純，多數對某些病症有特殊療效，因而未歸入十四經系統，故又稱「經外奇穴」。但是，實際上，有的經外奇穴是在十四經的循行位置上的，只是沒有把它歸到十四經穴裏。比如胃管下俞穴，又叫脺俞、胰俞，在孫思邈時就用它來治療糖尿病，位於背部，當第八胸椎棘突下，旁開1.5寸處。實際上就是位於膀胱經上，在膈俞和肝俞之間。但是，我們還是把它歸為奇穴。膀胱經和督脈上還有好幾個類似的經外奇穴。

（3）阿是穴

是指既無固定名稱，亦無固定位置，而是以壓痛點或其他反應點作為針灸施術部位的一類腧穴。又稱「天應穴」「不定穴」「壓痛點」等。

唐代孫思邈《備急千金要方》載：「有阿是之法，言人有病痛，即令捏其上，若裏當其處，不問孔穴，即得便快成痛處，即云阿是，灸刺皆驗，故曰阿是穴也。」說得很形象，尤其是在治療一些肌肉軟組織疼痛時，醫生總是用手邊按壓，邊問病人「是這兒嗎？」病人痛得齜牙咧嘴地說「啊，是是」，這就是阿是穴的由來。

3.腧穴的主治特點

從針灸治療上講，腧穴既是疾病的反應點，又是針灸的施術部位。所有腧穴均有一定的治療作用。由針刺、艾灸等對腧穴的刺激可疏通經脈、調和氣血，使陰陽平衡、臟腑和調，從而達到扶正祛邪的目的。

經常有人會問，那麼多穴位作用，都不相同，你們怎麼能記得住啊？其實腧穴的治療作用具有明顯的特點和一定的規律。腧穴的主治特點主要表現在三個方面，即近治作用、遠治作用和特殊作用。

近治作用是指腧穴均具有治療其所在部位局部及鄰近組織、器官病症的作用。這是一切腧穴主治作用所具有的共同特點。如眼區及其周圍的睛明、承泣、攢竹、瞳子髎等經穴均能治療眼疾；膝關節及其周圍的鶴頂、膝眼等奇穴均能治療膝關節疼痛；阿是穴均可治療所在部位局部的

病痛等。

所以說，「頭痛扎頭」是人的第一反應，是醫生的第一選擇。尤其是慢性疼痛，局部取穴是必不可少的。

遠治作用是指腧穴具有治療其遠隔部位的臟腑、組織器官病症的作用。腧穴不僅能治療局部病症，而且還有遠治作用。十四經穴，尤其是十二經脈中位於四肢肘膝關節以下的經穴，遠治作用尤為突出，如合谷穴不僅能治療手部的局部病症，還能治療本經脈所過處的頸部和頭面部病症。反過來說，肘關節膝關節以上的穴位，大部分是以局部治療作用為主。

特殊作用穴位的特殊作用，有兩層意思：

一是指有些腧穴具有雙向的良性調整作用和相對的特異治療作用。所謂雙向良性調整作用，是指同一腧穴對機體不同的病理狀態，可以起到兩種相反而有效的治療作用。如腹瀉時針刺天樞穴可止瀉，便秘時針刺天樞穴可以通便；內關可治心動過緩，又可治療心動過速。

二是指腧穴的治療作用還具有相對的特異性，如迎香穴治療膽道蛔蟲、至陰穴矯正胎位、闌尾穴治療闌尾炎等。這種特異性往往療效顯著，可以單穴使用。

4.腧穴的定位方法

當年學針灸，最開始就是學取穴，取穴是否準確，直接影響針的療效。因此，針灸治療，強調準確取穴，然後再去考慮用什麼手段來刺激穴位。

常用的腧穴定位方法有以下四種。

（1）骨度分寸定位法

是指主要以骨節為標誌，將兩骨節之間的長度折合為一定的分寸，用以確定腧穴位置的方法。不論男女、老少、高矮、胖瘦，均可按一定的骨度分寸在其自身測量。現時採用的骨度分寸是以《靈樞‧骨度》所規定的人體各部的分寸為基礎，結合歷代醫家創用的折合分寸而確定的。常用的「骨度」分寸見表1-4和圖1-6。記得大學剛學腧穴課時，老師們講完後，男生一個屋，女生一個屋，各自兩兩相互點穴。誰都希望自己的同伴能瘦一點，這樣骨性標誌明顯，容易找到穴位。

（2）體表解剖標誌定位法

是以人體解剖學的各種體表標誌為依據來確定腧穴位置的方法，俗稱自然標誌定位法。可分為固定的標誌和活動的標誌兩種。

①固定的標誌

指各部位由骨節和肌肉所形成的突起、凹陷、五官輪廓、髮際、指（趾）甲、乳頭、肚臍等，是在自然姿勢下可見的標誌。可以藉助這些標誌確定腧穴的位置。如腓骨小頭前下方1寸定陽陵泉，足內踝尖上3寸處脛骨內側緣後方定三陰交，眉頭定攢竹，臍中旁開2寸定天樞等。

②活動的標誌

指各部的關節、肌肉、肌腱、皮膚隨著活動而出現的空隙、凹陷、皺紋、尖端等，是在活動姿勢下才會出現的標誌。據此亦可確定腧穴的位置。如在耳屏與下頜

表1-4 常用「骨度」分寸表

部位	起止點	折合寸	度量法	說　明
頭面部	前髮際正中至後髮際正中	12	直寸	用於確定頭部經穴的縱向距離
	眉間（印堂）至前髮際正中	3	直寸	用於確定前或後髮際及其頭部經穴的縱向距離
	第7頸椎棘突下（大椎）至後髮際正中	3	直寸	
	眉間（印堂）至後髮際正中第7頸椎棘突下（大椎）	18	直寸	
	前額兩髮角（頭維）之間	9	橫寸	用於確定頭前部經穴的橫向距離
	耳後兩乳突（完骨）之間	9	橫寸	用於確定頭後部經穴的橫向距離
胸腹脅部	胸骨上窩（天突）至胸劍聯合中點（歧骨）	9	直寸	用於確定胸部任脈經穴的縱向距離
	胸劍聯合中點（歧骨）至臍中	8	直寸	用於確定上腹部經穴的縱向距離
	臍中至恥骨聯合上緣（曲骨）	5	直寸	用於確定下腹部經穴的縱向距離
	兩乳頭之間	8	橫寸	用於確定下腹部經穴的橫向距離
	腋窩頂點至第11肋游離端（章門）	12	直寸	用於確定下腹部經穴的縱向距離
背腰部	肩胛骨內緣（近脊柱側點）至後正中線	3	橫寸	用於確定背腰部經穴的橫向距離
	肩峰緣至後正中線	3	橫寸	用於確定肩腰部經穴的橫向距離
上肢部	腋前、後紋頭至肘橫紋（平肘尖）	9	直寸	用於確定上臂部經穴的縱向距離
	肘橫紋（平肘尖）至腕掌（背）側橫紋	12	直寸	用於確定前臂部經穴的縱向距離
下肢部	恥骨聯合上緣至股骨內上髁上緣	18	直寸	用於確定下肢內側足三陰經穴的縱向距離
	脛骨內側髁下方至內踝尖	13	直寸	
	股骨大轉子至膕橫紋	19	直寸	用於確定下肢外後側足三陽經穴的縱向距離（臀溝至膕橫紋相當14寸）
	膕橫紋至外踝尖	16	直寸	用於確定下肢後側足三陽經穴的縱向距離

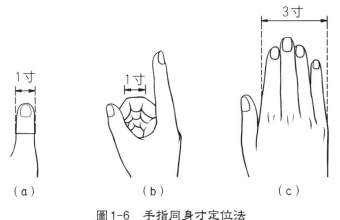

圖1-6　手指同身寸定位法

關節之間微張口呈凹陷處取聽宮；下頜角前上方約一橫指當咀嚼時咬肌隆起，按之凹陷處取頰車等。

（3）手指同身寸定位法

是指依據患者本人手指所規定的分寸來量取腧穴的定位方法，又稱「指寸法」。常用的手指同身寸有以下3種。

①拇指同身寸

以患者拇指的指間關節的寬度作為1寸〔圖1-6（a）〕。

②中指同身寸

以患者中指中節橈側兩端紋頭（拇、中指屈曲成環形）之間的距離作為1寸〔圖1-6（b）〕。

③橫指同身寸

令患者將示指、中指、環指和小指併攏，以中指中節橫紋為標準，其四指的寬度作為3寸〔圖1-6（c）〕。四指相併名曰「一夫」；用橫指同身寸量取腧穴，又名「一

夫法」。

（4）簡便定位法

是臨床中一種簡便易行的腧穴定位方法。如立正姿勢，手臂自然下垂，其中指端在下肢所觸及處為風市；兩手虎口自然平直交叉，一手示指壓在另一手腕後，高骨的上方，其示指盡端到達處取列缺等。此法是一種輔助取穴方法。

5.特定穴

十四經穴中，有一部分腧穴被稱為「特定穴」。為什麼叫特定穴呢？不是因為它長得特別，而是因為其特殊的性能和治療作用。特定穴是針灸臨床最常用的經穴，我雖然從事針灸工作20多年了，但是一些穴位老是不用，就慢慢記不清了。但是特定穴就不會，越用越有感覺，越用越有心得。對於讀者來說也一樣，掌握特定穴，對於針灸臨床選穴基本上就夠用了。

前人根據穴位不同的分布特點、含義和治療作用，將特定穴分為「五輸穴」「原穴」「絡穴」「郄穴」「下合穴」「背俞穴」「募穴」「八會穴」「八脈交會穴」和「交會穴」等十類。

（1）五輸穴

十二經脈中的每一經脈分布在肘、膝關節以下的五個特定腧穴，即「井（Jing-Wellpoint）、滎（Ying-Spring point）、輸(Shu-Stream point)、經（Jing-River point）、合(He-Sea point)」穴，稱「五輸穴」，簡稱「五輸」。

　　五輸穴從四肢末端向肘膝方向依次排列。古人把十二經脈氣血在經脈中的運行比作自然界之水流，認為具有由小到大、由淺入深的特點，大家可能不太懂「井、滎、輸、經、合」的意思。所以我特意把英文的譯文標了出來Well、Spring、Stream、River、Sea。

　　「井」，意為谷井，喻山谷之泉，是水之源頭，井穴分布在指或趾末端，為經氣初出之處。

　　「滎」，意為小水，喻剛出的泉水微流，滎穴分布於掌指或跖趾關節之前，為經氣開始流動之處。

　　「輸」，有輸注之意，喻水流由小到大，由淺漸深，輸穴分布於掌指或跖趾關節之後，其經氣漸盛。

　　「經」，意為水流寬大通暢，經穴多位於腕、踝關節以上之前臂、脛部，其經氣盛大流行。

　　「合」，有匯合之意，喻江河之水匯合入海，合穴位於肘膝關節附近，其經氣充盛且入合於臟腑。

　　《靈樞・九針十二原》指出：「所出為井，所溜為滎，所注為輸，所行為經，所入為合。」是對五輸穴經氣流注特點的概括。五輸穴與五行相配，故又有「五行輸」之稱。

　　十二經的五輸穴是最常用穴位，臨床上我們必須清楚地記住它，尤其適用於子午流注及五行生剋補瀉。想要記住穴位，莫過於背歌訣，我把大學時的歌訣改改給大家。當時覺得我能記住經絡走行和穴位含義、功用、位置，沒必要背歌訣。等到工作以後才知道，背誦歌訣有它的獨到之處，穴位和經絡有一段時間用不到，你會把很多東西忘

掉，重新記憶很麻煩，但是歌訣就不同，只要你稍微複習一下就能夠很快撿起來。

> 肺少魚際與太淵，經渠尺澤穴相連，
> 商陽二間與三間，陽谿曲池大腸牽。
> 胃經厲兌與內庭，陷谷解谿三里隨，
> 脾經隱白與大都，太白商丘陰陵泉。
> 心經少衝少府滎，神門靈道少海尋，
> 少澤前谷與後谿，陽谷小海小腸經。
> 膀胱至陰接通谷，束骨崑崙與委中，
> 湧泉然谷與太谿，復溜陰谷腎所宜。
> 中衝勞宮心包絡，大陵間使合曲澤，
> 三焦關衝液門渚，支溝之上為天井。
> 大敦行間太衝看，中封曲泉屬於肝，
> 足竅陰穴俠谿膽，臨泣陽輔與陽陵。

（2）原穴、絡穴

十二臟腑原氣輸注、經過和留止於十二經脈的部位，稱為原穴（Yuan-Primary point），又稱「十二原」。「原」含本原、原氣之意，是人體生命活動的原動力，為十二經之根本。十二原穴多分布於腕踝關節附近。陰經的原穴與五輸穴中的輸穴，實為一穴，即所謂「陰經以輸為原」。陽經之原穴位於五輸穴中的輸穴之後，也就是陽經有單獨的原穴。

十五絡脈從經脈分出處各有一腧穴，稱之為絡穴（Luo-Connecting point），又稱「十五絡穴」。「絡」，有聯絡、散布之意。十二經脈各有一絡脈分出，故各有一

絡穴。十二經脈的絡穴位於四肢肘膝關節以下，任脈絡穴鳩尾位於上腹部，督脈絡穴長強位於尾骶部，脾之大絡大包穴位於胸脇部。

原穴和絡穴經常一起配穴使用，所以我們也編了一個原絡穴的歌訣，供大家使用。

肺原太淵絡列缺，大腸合谷偏屬穴，

胃原衝陽絡豐隆，脾原太白公孫且。

心原神門絡通里，小腸腕骨支正別，

膀胱京骨絡飛揚，腎原太谿大鐘添。

心包大陵絡內關，三焦陽池外關穴，

膽原丘墟光明絡，肝原太衝蠡溝填。

脾之大絡是大包，任絡鳩尾督長強。

（3）郄穴

十二經脈和奇經八脈中的陰蹻、陽蹻、陰維、陽維脈之經氣深聚的部位，稱為「郄穴」（Xi-Cleft point）。「郄」有空隙之意。郄穴共有十六個，多數用於急症，除胃經的梁丘之外，都分布於四肢肘膝關節以下。十二經脈各有一個郄穴，陰陽蹻脈及陰陽維脈也各有一個郄穴，合而為十六郄穴。臨床上郄穴用於治療本經循行部位及所屬臟腑的急性病症。陰經郄穴多治血證，如孔最治咳血、中都治崩漏等。陰經郄穴多治急性疼痛，如頸項痛取外丘，胃脘疼痛取梁丘等。此外，當某臟腑有病變時，又可按壓郄穴進行檢查，可作協助診斷之用。

有歌訣如下。

肺郄孔最大溫溜，脾郄地機胃梁丘。

心郄陰郄小養老，膀胱京門腎泉求。

心包郄門焦會宗，肝郄期門膽外丘。

陽維脈陽交，陰維築賓居。

陽蹻走跗陽，陰蹻交信畢。

（4）背俞穴、募穴

臟腑之氣輸注於背腰部的腧穴，稱為「背俞穴」，又稱為「俞穴」。「俞」，發音同「輸」（ㄕㄨ），有轉輸、輸注之意。六臟六腑各有一背俞穴，共十二個。俞穴均位於背腰部足太陽膀胱經第一側線上，大體依臟腑位置的高低而上下排列，並且就用臟腑名字命名，所以也沒有必要背歌訣了。背俞穴不但可以治療與其相應的臟腑病症，也可以治療與臟腑相關的五官九竅、皮肉筋骨等病症。如肝俞既能治療肝病，又能治療與肝有關的目疾、筋脈攣急等病；腎俞既能治療腎病，也可治療與腎有關的耳鳴、耳聾、陽痿及骨病等。

臟腑之氣彙聚於胸腹部的腧穴，稱為「募穴」，又稱為「腹募穴」。「募」，有聚集、匯合之意。六臟六腑各有一募穴，共十二個。募穴均位於胸腹部有關經脈上，其位置與其相關臟腑所處部位相近。募穴主治性能與背俞穴有共同之處。募穴可以單獨使用，也可與背俞穴配合使用，即謂之「俞募配穴」。同時俞募二穴也可相互診察病症，作為協助診斷的一種方法。有歌訣如下。

大腸天樞肺中府，小腸關元心巨闕，

膀胱中極腎京門，脾募章門胃中脘，

肝募期門膽日月，三焦石門心包募，

胸前膻中覓深淺。

（5）下合穴

六臟之氣下合於手足三陽經的腧穴，稱為「下合穴」，又稱「六腑下合穴」。下合穴共有六個，其中胃、膽、膀胱的下合穴位於本經，大腸、小腸的下合穴同位於胃經，三焦的下合穴位於膀胱經。有歌訣如下。

上下巨虛大小腸，膀胱委中胃三里，

三焦委陽膽陽陵。

（6）八會穴

指臟、腑、氣、血、筋、脈、骨、髓等精氣聚會的八個腧穴，稱為八會穴。八會穴分散在軀幹部和四肢部，其中臟、腑、氣、血、骨之會穴位於軀幹部；筋、脈、髓之會穴位於四肢部。凡與此八者有關的病症均可選用相關的八會穴來治療。另外，《難經》又說「熱病在內者，取其會之氣穴也」，所以八會穴還能治療某些熱病。八會穴的歌訣如下。

臟會章門腑中脘，氣會膻中血膈俞，

筋會陽陵脈太淵，骨會大杼髓絕骨。

（7）八脈交會穴

十二經脈與奇經八脈相通的八個腧穴，稱為「八脈交會穴」，又稱「交經八穴」。八脈交會穴是金元時期竇漢卿得於宋子華之手，又稱「竇氏八穴」，均位於腕踝部的上下。具體交會情況如下，我們可以按照其聯絡交通的部位治療相關疾病。

公孫通衝脈、內關通陰維脈：合於心、胃、胸。

　　臨泣通帶脈、外關通陽維脈：合於目銳眥、耳後、頰、頸、肩。

　　後谿通督脈、申脈通陽蹻脈：合於目內眥、頸項、耳、肩。

　　列缺通任脈、照海通陰蹻脈：合於肺系、咽喉、胸膈。

　　公孫配內關治療胃、心、胸部病症和瘧疾，後谿配申脈治療內眼角、耳、項、肩胛部位病症及發熱惡寒等表證，外關配足臨泣治療外眼角、耳、頰、頸、肩部病症及寒熱往來證，列缺配照海治療咽喉、胸膈部位病症及肺病和陰虛內熱等。

　　明代劉純《醫經小學》卷三載有八脈交會穴的歌訣：

　　公孫衝脈胃心胸，內關陰維下總同；

　　臨泣膽經連帶脈，陽維目銳外關逢；

　　後谿督脈內眥頸，申脈陽蹻絡亦通；

　　列缺任脈行肺系，陰蹻照海膈喉嚨。

（8）交會穴

　　兩經或數經相交會的腧穴，稱為「交會穴」。交會穴多分布於頭面、軀幹部。交會穴很多，我就不一一介紹了，交會穴除了能夠治療本經疾病以外，也治療相交會的經絡疾病。

五、經絡的作用

經絡系統在中醫理論中是相對獨立的，我們針灸科的人經常說研究針灸的人懂中醫，但研究中醫的人不一定懂針灸。為什麼把經絡獨立出來呢？不僅僅因為它有獨一無二的循行路線，主要是因為它有不可替代的作用。這種作用使它能夠在整個中醫理論系統中獨樹一幟，而且使它被西方醫學廣泛承認。在普通西方人眼裏，針灸幾乎是中醫的代名詞，而針灸的作用也是由經絡系統實現的。

讓我們來簡單認識一下中醫眼裏經絡的作用和西醫眼裏經絡的作用。

1.中醫眼裏經絡的作用一：聯繫臟腑、溝通內外

《靈樞・海論》指出：「夫十二經脈者，內屬於腑臟，外絡於肢節。」人體的五臟六腑、四肢百骸、五官九竅、皮肉筋骨等組織器官，之所以能保持相對的協調與統一，完成正常的生理活動，是依靠經絡系統的聯絡溝通而實現的。經絡中的經脈、經別與奇經八脈、十五絡脈，縱橫交錯、入裏出表、通上達下，連絡人體各臟腑組織；經筋、皮部聯繫肢體筋肉皮膚；浮絡和孫絡連絡人體各細微部分。這樣，經絡就將人體串聯成了一個統一的有機整體。

簡單地說，人有各個器官組織，有頭有軀幹四肢，有

五臟六腑，但這要協調一致，成為「一個人」，需要依靠
經絡的聯絡溝通作用。還是舉城市的例子，一棟棟房子，
中間沒有道路，就是一個個獨立的孤島，有了道路的聯
繫，才能成為一個城市。

2.西醫眼裏經絡的作用一：調節組織器官，使人體功能趨於正常

針刺對人體各系統許多器官和組織具有明顯的調整作
用，有些調整作用具有雙向性，可使人體功能由不正常恢
復正常。這方面的報導不計其數，現在很多科研或者文章
數據都值得商榷，我就我和我的同事在針灸治療各個系統
疾病方面做的研究彙報給大家，這裏不僅有大量的臨床研
究，而且在臨床研究的基礎上，我們又進一步進行實驗設
計，從動物實驗上又得到了不同角度的驗證。畢竟是我所
親歷或是親眼所見的，真實性毋庸置疑。

（1）針刺可調整心血管系統功能

我們透過電針足三里穴，觀察對大鼠腸缺血再灌注
（I/R）引起的急性心肌損傷的作用。發現電針足三里穴
能顯著減輕大鼠腸缺血再灌注後心肌損傷，其保護機制可
能與電針足三里穴升高血漿 DA、降低血漿 TNF-α 和心肌
組織 MPO 及 MDA、清除氧自由基、減輕炎性反應有關。

我們由針刺常態下及藥物干預後的家犬模型，發現針
刺在改善心率變異性方面有良好的作用。其作用主要依賴
完整的自主神經功能，即由調節自主神經的均衡性來改善
心率變異性，另外可能還有體液等其他因素的參與。針刺

對心率的調節作用是雙向、良性的調整作用，是藉助機體自身的組織結構與機能，恢復原來的平衡。

（2）對肝臟的保護作用

我們還由電針膿毒症大鼠的足三里穴，發現電針足三里穴能改善膿毒症大鼠肝組織缺血，抑制脂質過氧化，減輕肝組織水腫和功能損害，和針刺非穴位比較有明顯差異。

（3）針刺治療呼吸系統方面的疾病

我們科用拔罐加穴位注射治療慢性支氣管炎急性發作90例，取穴大椎、雙肺俞、雙腎俞。其中痊癒63例，顯效23例，好轉3例，無效1例。有效率達98.89%。

以本法治療慢性支氣管炎急性發作，獲效快，療效高，且有一定的預防作用。

（4）針刺對消化系統的調整作用

我們透過電針足三里治療失血40%血容量的大鼠，發現電針足三里能顯著降低血漿一氧化氮水平，提高胃動素（MTL）含量，改善失血大鼠早期口服補液時胃排空率，對胃動力有明顯的促進作用。另外在臨床上對96例腹部手術後腸麻痺患者分為募——合配穴組44例、俞——合配穴組52例，觀察針刺治療腸麻痺的療效。結果兩種配穴方法都取得了良好的效果，但俞——合配穴組效果優於募——合配穴組。

我們對胃腸病患者針灸前後血生化指標及血清蛋白譜進行檢測。結果與治療前比較，針灸可使胃腸病患者甘油三酯出現降低趨勢；發現針灸治療對胃腸病有明顯效果，其效果可能與改善血清中兩種差異蛋白有關。為此，我們

又觀察電針梁門穴治療大鼠實驗性胃潰瘍。結果表明：電針能抑制膠原纖維的過度增生而利於潰瘍的癒合；改變了病理狀態下胃黏膜PG含量，從而起到對胃黏膜的保護作用；升高胃組織的SOD含量以阻止胃黏膜組織的進一步損傷和促進損傷的胃黏膜修復；使紅細胞C3B受體花環率增高，以增強免疫功能，從而提高機體的防病抗病能力。

我們將68例急性胰腺炎患者隨機分為治療組（30例）和對照組（38例）。對照組予以抗感染、抑制胰腺分泌、改善微循環、胃黏膜保護劑治療；治療組在此基礎上予以電針治療，穴取足三里、上巨虛、公孫、太衝、懸鐘，每日2次，共針刺3天。比較兩組臨床療效，治療組總有效率為86.7%，優於對照組的76.3%（P<0.05）。

電針可以顯著降低急性胰腺炎患者腸黏膜通透性，減少內生性炎性介質（如ET、TNF-α）和血管活性物質（如NO）在腸黏膜的積聚，從而減輕腸上皮細胞的壞死，保護胃腸黏膜屏障。

（5）針刺對腎與膀胱功能具有調整作用

針刺對遺尿、尿失禁、尿瀦留、排尿困難等具有良好的作用。我們將64例廣泛性子宮切除術後7天膀胱功能恢復不良患者，隨機分成3組：留置尿管組19例、針刺三陰交組23例、針刺八髎穴組22例。重新置管，治療5天後，拔除尿管，比較3組間尿動力學的改變及膀胱功能恢復情況。結果：術後12天，留置尿管組有16例膀胱功能未恢復，佔84.21%；三陰交組有18例膀胱功能未恢復，佔78.26%；八髎穴組有7例膀胱功能未恢復，佔31.82%。

八髎穴組膀胱功能恢復評價與留置尿管組、三陰交組相比，差異顯著（P<0.05）。

結論：針灸對廣泛性子宮切除術後膀胱功能障礙患者尿動力有良好的改善作用，八髎穴的療效較好。

（6）針刺對疼痛的作用

疼痛是針灸科最常見的疾病，我們自1987至1990年，應用腕踝針療法治療了由多種原因引起的肢體麻木、疼痛共458例，其中有非器質性胸痛、肩周炎、腰腿痛、肋間神經痛、神經性頭痛、肢體麻木、足跟痛、踝關節扭傷、腓腸肌痙攣等十餘種麻痛證，取得滿意療效。

我們用刺絡拔罐加圍刺法治療急性期帶狀疱疹，患者隨機分為觀察組和對照組，每組30例。觀察組在疱疹局部點刺放血採樣後拔罐，並在皮損局部圍刺，每天1次，3天後改為隔日1次，共治療1週；對照組靜脈滴注阿昔洛韋，口服維生素B_1、維生素B_{12}，每日1次，共治療1週。治療後觀察組VAS評分、疼痛減輕時間均較對照組改善明顯。

（7）針刺對神經功能的調整

對自主神經系統的影響：失眠已成為威脅公眾身體健康的突出問題，針灸在治療失眠方面具有療效高和不良反應少的優勢，我們觀察針灸科門診的70例失眠患者。頭穴透刺法對睡眠品質、睡眠時間及睡眠效率的改善均優於常規針刺法。頭穴透刺法還能明顯增加睡眠總時間和深睡期時間。

對中樞神經的影響：我們將66例腦中風吞嚥障礙患者分為觀察組和對照組，均採用常規中西醫治療及康復訓

練，觀察組同時加用針刺治療。治療前後以窪田試驗評分評定療效。結果：治療30天後，窪田試驗評分與治療前比較兩組均有不同程度改善，且觀察組療效更明顯。

為此我們又用PET（正電子發射斷層掃描）觀察6例正常人和6例中風患者針刺前後的大腦細胞葡萄糖代謝並進行自身對照。結果發現針刺百會與曲鬢可以增強大腦雙側有關運動區域的代謝，但以同側為主，同時也影響大腦的高級思維活動。電針可以激活雙側大腦與運動相關的功能區，誘導與運動相關的神經組織興奮，補償或協助受損神經網路的重建。

對周圍神經的恢復：將66例周圍性面癱患者隨機分成兩組，治療組34例和對照組32例。兩組選用穴位相同，治療組交替使用疏密波與斷續波治療；對照組只採用疏密波治療。

結果與對照組相比較，治療組總有效率明顯提高（P<0.01），痊癒時間明顯縮短（P<0.01）。

結論：在電針治療周圍性面癱時，將疏密波和斷續波交替使用效果優於單純使用疏密波。

（8）對內分泌系統的作用

在2002年我出版了一部關於中藥治療肥胖的書，從此在科室裏開展針灸治療肥胖的研究，以運動飲食為基礎，以中藥為輔助，以針灸和埋線為主要手段治療肥胖症，效果很好，為此我們也開展了實驗研究。採用高脂高糖飲食製備營養性肥胖大鼠模型，將造模成功的24隻肥胖大鼠隨機分為模型組和電針治療組。另選12隻正常大

鼠作為空白對照組。電針治療組的大鼠予電針刺激雙側足三里、天樞、脾俞穴，連續治療15天，發現電針治療組大鼠的體質量、體質量增加量和內臟脂肪量顯著低於模型組（P<0.01），與空白對照組比較差異無統計學意義。模型組下丘腦組織中肥胖抑制素表達水平和血清中肥胖抑制素含量明顯高於空白對照組；模型組下丘腦組織中肥胖抑制素表達水平與電針治療組比較，差異亦有統計學意義。說明電針對肥胖大鼠具有良好的減肥效果，其作用機制可能與增強下丘腦組織肥胖抑制素的表達有關。

同時我們還觀察了穴位埋線對單純性肥胖大鼠攝食和脂代謝影響。結果與正常組比較，模型組血清膽固醇和低密度脂蛋白水平顯著升高。埋線組大鼠經埋線干預後體質量增長為負，較模型組大鼠體質量下降明顯，日攝食量明顯減少且攝食穩定，血清膽固醇和低密度脂蛋白水平均下降。總結認為埋線可由中樞調控機制，達到減肥目的，從而改善脂質代謝。

（9）對頸椎、腰椎病的作用

我們將頸椎病患者122例，隨機分為電針疏密波組64例和電針連續波組58例，分別接受治療，連續波組電針頻率2Hz，疏密波組電針頻率4/20Hz，10天為1個療程。1～3個療程後統計療效。結果連續波組與疏密波組治療效果比較差異有顯著性意義。認為疏密波組療效優於電針連續波組，疏密波組較連續波組療程短。疏密波是電針治療頸椎病疼痛的首選波形。

我們採用康威人體經絡特性分析系統，檢測分析40

例腰椎間盤突出症患者的經絡狀況，並且進行針刺前後的對照比較。結果針刺前膀胱經和腎經原穴的伏安特性曲線異常率高於十二正經，針刺後兩經的改善率也同樣高於十二正經。說明腰椎間盤突出症患者的經絡異常主要集中在膀胱經和腎經，針灸對腰椎間盤突出的治療效果可能由調整膀胱經和腎經實現。

（10）對關節炎的作用

我們應用溫針治療類風濕性關節炎（RA）患者16例的臨床療效及對血沉（ESR）、C-反應蛋白（CRP）、類風濕因子（RF）、免疫球蛋白（IgA、IgG、IgM）、血漿前列腺素 E_2(PGE2)含量的變化等各項指標的影響。

結果表明：溫針治療類風濕性關節炎有較好療效，總有效率87.5％；治療後晨僵、關節痛及壓痛數、關節腫脹數等臨床症狀顯著改善，雙手平均握力增加。PGE2有明顯的下降，CRP治療後與治療前比較有顯著的下降。

3.中醫眼裏經絡的作用二：運行氣血、營養全身

經絡不僅僅是道路的作用，經絡裏運行著氣血，氣血是人體生命活動的物質基礎，全身各組織器官只有得到氣血的營養才能完成正常的生理功能。《靈樞‧本臟》指出：「經脈者，所以行血氣而營陰陽、濡筋骨、利關節者也。」經絡是人體氣血運行的通道，能將營養物質輸送到全身各組織臟器，使臟腑組織得以營養，筋骨得以濡潤，關節得以通利。氣血不通，臟腑虛弱，關節活動不利。而

針灸之所以能夠治病，主要的作用機制也是疏通經絡、調節氣血，讓氣血能夠順利到達它該去的地方。

4. 西醫眼裏經絡的作用二：針刺鎮痛

中醫講「痛則不通」，所以大多數疼痛多是因為經絡不通所引起的。因此針刺治療疼痛是最被全世界所認可的作用。目前，醫學界將鎮痛方法分為3大類，即藥物鎮痛、腦內刺激鎮痛和針刺鎮痛。3類鎮痛方法均可激活內源性鎮痛物質。針刺鎮痛則以其安全簡便，不會破壞機體的組織，也不致引起機體其他功能的紊亂而受到醫學界的重視。針刺麻醉就是在針刺具有良好鎮痛作用的基礎上發展起來的。現代對針刺鎮痛原理的研究，主要集中在神經和神經遞質作用方面。對於外周神經，在作用機制上，針刺鎮痛與外周神經電刺激有相似之處。另一方面，大量的電生理學研究結果已初步表明，中樞神經的各級水平，如脊髓、腦幹、丘腦和皮層等均參與了針刺鎮痛過程。總之，針刺鎮痛是在針刺刺激的作用下，在機體內發生的一個從外周到中樞各級水平，涉及神經、體液等許多因素，包括致痛與抗痛這一對立、統一的兩個方面的複雜的動態過程。針刺鎮痛的作用機制是複雜的，雖然已獲得了許多有意義的研究成果，但仍有不少問題有待於深入研究。

5. 中醫眼裏經絡的作用三：抗禦病邪、保衛機體

外邪侵犯人體由表及裏，先從皮毛開始。而人體要對

外抗禦病邪，防止內侵，就需要散布於全身、密布於皮部的絡脈發揮作用。當外邪侵犯機體時，經絡首當其衝發揮其抗禦外邪、保衛機體的屏障作用。如《素問・繆刺論篇》所說：「夫邪客於形也，必先捨於皮毛，留而不去，入捨於孫脈，留而不去，入捨於絡脈，留而不去，入舍於經脈，內連五臟，散於腸胃。」通俗地說，邪氣侵犯人體，先到皮膚毛髮，如果邪氣沒有被趕走，就會到孫脈，如果還是沒有被去除，就會進一步到達絡脈，然後再到經脈、到臟腑，這是外感邪氣從外入內的過程，而這個過程能否中斷，取決於經絡之氣是否充足。

6. 西醫眼裏經絡的作用三：提高人體免疫能力，用於防病治病

針刺、火罐等治療手段刺激經絡，使經絡氣血通暢，正氣充足，從而提高人體抗病能力，既能治療疾病，又可預防疾病。如針刺可預防感冒、瘧疾、哮喘的復發；針刺抗炎退熱作用明顯，可治療多種急慢性炎症，如急慢性咽喉炎、闌尾炎、胃炎、結膜炎、中耳炎、乳腺炎等。針刺對發熱者有明顯的降溫作用，這都是由增強機體抗病能力實現的。

相關學者做了大量的臨床和實驗研究，發現針刺對細胞免疫和體液免疫均有促進或調整作用。針刺對防禦免疫的影響是多方面的，機體內各種特異性和非特異性免疫抗體的增加，對於增強機體防衛抗病能力，具有非常重要的意義。

六、如何應用經絡和穴位

　　大家瞭解了經絡和穴位，那麼怎麼才能利用它來防病治病呢？大學有一門功課叫《刺法灸法學》，刺灸法包括刺法和灸法兩種，主要論述刺法、灸法的理論及其具體操作技術，為針灸臨床所必須掌握的知識和技能。無論刺法還是灸法均是由刺激人體的一定部位（腧穴），以起到疏通經絡、行氣活血、協調臟腑陰陽等作用，從而達到扶正祛邪、治療疾病的目的。

　　但是對於經絡和穴位來說，單靠刺灸法來說明它的應用是不夠的，首先按摩顯然不能算在刺灸法裏，其次氣功導引也不能。還有火罐和刮痧，雖然大部分書上也是把這兩者歸到刺灸法中，但是火罐、刮痧還是和針刺、艾灸有很大區別的。

　　在這裏我大概講一下除了氣功養生以外的各種治療方法應用經絡和穴位的特點和注意事項。

(一)針 刺

　　應用針具來刺激穴位經絡的效果和使用何種針具有密切關係。從古代的砭石到九針，發展到現在，針灸療法常見的有毫針療法、針刀療法、耳穴療法、水針療法、皮膚針法、火針法、皮內針法、三棱針法等。由於篇幅所限，我在這裏主要介紹最常用的毫針療法。

1.針刺前的準備

（1）選擇針具

選擇針具，應根據病人的性別、年齡、肥瘦、體質、病情、病位及所取腧穴，選取長短、粗細適宜的針具。如男性，體壯、形肥，且病位較深者，可選取稍粗稍長的毫針。反之若為女性，體弱、形瘦而病位較淺者，則應選用較短、較細的針具。臨床上選針常以將針刺入腧穴應至之深度，而針身還應露在皮膚上稍許為宜。

（2）選擇體位

為了使患者在治療中有較為舒適而又能耐久的體位，既便於取穴、操作，又能適當留針，因此在針刺時必須選擇好體位。臨床常用的有仰靠坐位、俯伏坐位、仰臥位、側臥位等。對於初診、精神緊張或年老、體弱、病重的患者，有條件時應取臥位，以避免發生暈針等意外事故。

2.刺法

（1）進針法

在針刺時，一般用右手持針操作，稱「刺手」，左手爪切按壓所刺部位或輔助針身，稱「押手」。具體方法有以下幾種。

①單手進針法

即用刺手的拇、示指持針，中指指端緊靠穴位，中指指腹抵住針身下段，當拇、示指向下用力按壓時，中指隨勢屈曲將針刺入，直刺至所要求的深度。此法用於短毫針

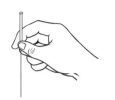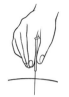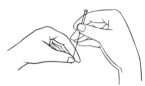

圖1-7　單手進針法　　　　圖1-8　夾持進針法

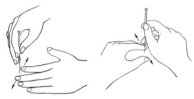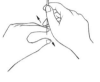

圖1-9　舒張進針法　　　　圖1-10　提捏進針法

進針（圖1-7）。

　　②**夾持進針法**

　　用消毒後的左手拇、示二指持捏針尖部，夾住針身下端，將針尖固定在腧穴表面，右手捻動針柄，將針刺入腧穴，此法適用於長針的進針（圖1-8）。

　　③**舒張進針法**

　　用左手示、拇指將所刺腧穴部位的皮膚向兩側撐開，使皮膚繃緊，右手持針，使針從左手拇、示二指的中間刺入。此法主要用於皮膚鬆弛部位的進針（圖1-9）。

　　④**提捏進針法**

　　用左手拇、示二指將針刺部位的皮膚捏起，右手持針，從捏起的上端將針刺入。此法主要用於皮肉較薄的部位的進針，如印堂穴等（圖1-10）。

　　⑤**指切進針法**

　　又稱爪切進針法，用左手拇指或示指端切按在腧穴位

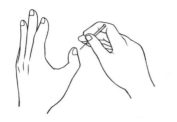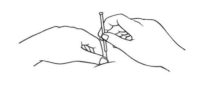

圖1-11　指切進針法

置旁，右手持針，緊靠左手指甲面將針刺入。此法適宜於短針的進針（圖1-11）。

（2）針刺的角度和深度

在針刺過程中，掌握正確的針刺角度、方向和深度，是增強針感、提高療效、防止意外事故發生的重要環節。同一腧穴，由於針刺角度、方向、深度的不同，所產生的針感強弱、方向和療效常有明顯差異。對天突、啞門、風府等穴及眼區，胸背和重要臟器如心、肝、肺等部位的腧穴，尤其要注意掌握好針刺角度和深度。

①角度指進針時的針身與皮膚表面所形成的夾角

它是根據腧穴所在位置和醫者針刺時所要達到的目的結合而定。一般有下面幾種。

直刺：針身與皮膚表面呈90°角左右垂直刺入。此法適用於大部分腧穴。

斜刺：針身與皮膚表面呈45°角左右傾斜刺入。此法適用於肌肉較淺薄處或內有重要臟器或不宜於直刺、深刺的穴位。

平刺：即橫刺、沿皮刺。是針身與皮膚表面呈15°角左右沿皮刺入。此法適用於皮薄肉少的部位，如頭部的腧

穴。

②深度指針身刺入人體內的深淺程度

一般來說，身體瘦弱者宜淺刺，身強體肥者宜深刺。陽證、新病宜淺刺，陰證、久病宜深刺。頭面和胸背及皮薄肉少處宜淺刺，四肢、臀、腹及肌肉豐滿處宜深刺。

（3）行針與得氣

行針是指將針刺入腧穴後，為了使之得氣而施行的各種針刺手法。得氣也稱針感，是指將針刺入腧穴後所產生的經氣感應。當產生得氣時，醫者會感到針下有沉緊的感覺，同時患者也會在針下有相應的酸、麻、脹、重感，甚或沿著一定部位，向一定方向擴散傳導的感覺。若沒有得氣，則醫者感到針下空虛無物，患者亦無酸、脹、麻、重等感覺。

臨床上一般是得氣迅速時，療效較好；得氣較慢時效果就差；若不得氣，則可能無效。《金針賦》也說「氣速效速，氣遲效遲」。

行針手法分為基本手法和輔助手法兩類。

①基本手法有以下兩種

提插法：是將針刺入腧穴的一定深度後，使針在穴內進行上下進退的操作方法。把針從淺層向下刺入深層為插；由深層向上退到淺層為提（圖1-12）。

捻轉法：是將針刺入腧穴的一定深度後，以右手拇指和中、示二指持住針柄，進行一前一後來回旋轉捻動的操作方法（圖1-13）。

以上兩種手法，既可單獨應用，也可相互配合運用，

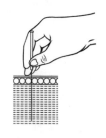

圖1-12　提插法　　圖1-13　捻轉法　　圖1-14　彈法

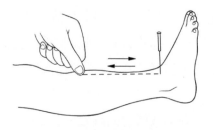

圖1-15　循法

可根據情況靈活運用。

②**輔助手法**

是針刺時用以輔助行針的操作方法，常用的有以下幾種。

循法：針刺不得氣時，可以用循法催氣。其法是醫者用指順著經脈的循行路徑，在腧穴的上下部輕柔地循按。《針灸大成》指出：「凡下針，若氣不至，用指於所屬部分經絡之路，上下左右循之，使氣血往來，上下均勻，針下自然氣至沉緊。」說明此法能推動氣血，激發經氣，促使針後易於得氣（圖1-14）。

彈法：針刺後在留針過程中，以手指輕彈針尾或針柄，使針體微微振動，以加強針感，助氣運行。《素問‧離合真邪論》有「彈而努之」之法，其後《針灸問對》亦說：「如氣不行，將針輕彈之，使氣速行」。本法有催氣、行氣的作用（圖1-15）。

刮法：毫針刺入一定深度後，經氣未至，以拇指或示指的指腹，抵住針尾，用拇指、示指或中指指甲，由下而

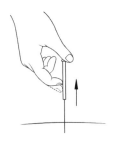 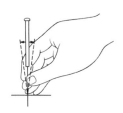 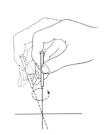

圖1-16　刮法　　　　　　　　圖1-17　搖法

上頻頻刮動針柄，促使得氣。《素問
・離合真邪論》有「抓而下之」之
法；姚止庵注云：「抓，以爪甲刮針
也。」本法在針刺不得氣時用之可以
激發經氣，如已得氣者可以加強針刺
感應的傳導與擴散（圖1-16）。

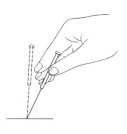

圖1-18　震顫法

　　搖法：針刺入一定深度後，手持針柄，將針輕輕搖
動，以行經氣。《針灸問對》有「搖以行氣」的記載。搖
法有二，一是直立針身而搖，以加強得氣感應；一是臥倒
針身而搖，使經氣向一定方向傳導（圖1-17）。

　　飛法：針後不得氣者，用右手拇、示兩指扶持針柄，
細細捻搓數次，然後張開兩指，一搓一放，反覆數次，狀
如飛鳥展翅，故稱飛法。《醫學入門》載：「以大指、次
指捻針，連搓三下，如手顫之狀，謂之飛。」本法的作用
在於催氣、行氣，並使針刺感應增強。

　　震顫法：針刺入一定深度後，右手持針柄，用小幅
度、快頻率的提插、捻轉手法，使針身輕微震顫。本法可
促使針下得氣，增強針刺感應（圖1-18）。

毫針行針手法以提插、捻轉為基本操作方法，並根據臨證情況，選用相應的輔助手法。如刮法、彈法，可應用於一些不宜施行大角度捻轉的腧穴；飛法，可應用於某些肌肉豐厚部位的腧穴；搖法、震顫法，可用於較為淺表部位的腧穴。由行針基本手法和輔助手法的施用，主要促使針後氣至或加強針刺感應，以疏通經絡、調和氣血，達到防治疾病的目的。

（4）針刺補瀉

針刺補瀉是根據《靈樞‧經脈》中「盛則瀉之，虛則補之，熱則疾之，寒則留之，陷下則灸之」的理論原則而確立的兩種不同的治療方法，是針刺治病的一個重要環節，也是毫針刺法的核心內容。

補法是泛指能鼓舞人體正氣、使低下的功能恢復旺盛的方法。瀉法是泛指能疏泄病邪、使亢進的功能恢復正常的方法。針刺補瀉就是由針刺腧穴，採用適當的手法激發經氣以補益正氣、疏泄病邪而調節人體臟腑經絡功能，促使陰陽平衡而恢復健康。

3.異常情況的處理及預防

（1）暈 針

【原因】患者精神緊張、體質虛弱、饑餓疲勞、大汗大泄大出血後，或體位不當，或醫者手法過重而致腦部暫時缺血。

【現象】患者突然出現精神疲倦、頭暈目眩、面色蒼白、噁心欲嘔、多汗、心慌、四肢發冷、血壓下降、脈象

沉細或神志昏迷、仆倒在地、唇甲青紫、二便失禁、脈微細欲絕。

【處理】首先將針全部取出，使患者平臥，頭部稍低，注意保暖，輕者在飲溫開水或糖水後即可恢復正常；重者在上述處理的基礎上，可指掐或針刺人中、素髎、內關、足三里，灸百會、氣海、關元等穴，必要時應配合其他急救措施。

【預防】對於初次接受針刺治療和精神緊張者，應先做好思想工作，消除顧慮；選擇舒適持久的體位（儘可能採取臥位），取穴不宜太多，手法不宜過重；對於過度饑餓、疲勞者，不予針刺。留針過程中，醫者應隨時注意觀察病人的神色，詢問病人的感覺，一旦出現暈針先兆，可及早採取處理措施。

（2）滯　針

【原因】患者精神緊張。針刺入後，局部肌肉強烈收縮，或因毫針刺入肌腱，行針時捻轉角度過大或連續進行單向捻轉而使肌纖維纏繞針身。

【現象】進針後，出現提插捻轉及出針困難。

【處理】囑患者消除緊張狀態，使局部肌肉放鬆。因單向捻轉而致者，需反向捻轉。如屬肌肉一時性緊張，可留針一段時間，再行捻轉出針。也可以按揉局部，或在附近部位加刺一針，轉移患者注意力，隨之將針取出。

【預防】對精神緊張者，先做好解釋工作，消除緊張顧慮，進針時避開肌腱，行針時捻轉角度不宜過大，更不可單向連續捻轉。

（3）彎　針

【原因】醫者進針手法不熟練，用力過猛，或碰到堅硬組織；留針中患者改變體位；針柄受到外物的壓迫和碰撞及滯針未得到及時正確的處理。

【現象】針身彎曲，針柄改變了進針時刺入的方向和角度，提插捻轉及出針均感困難，患者感覺疼痛。

【處理】如係輕微彎曲，不能再行提插捻轉，應慢慢將針退出；彎曲角度過大時，應順著彎曲方向將針退出；如因患者改變體位而致，應囑患者恢復原體位，使局部肌肉放鬆，再行退針，切忌強行拔針。

【預防】醫生進針手法要熟練，指力要輕巧，患者體位要舒適，留針時不得隨意改變體位，針刺部位和針柄不能受外物碰撞和壓迫，如有滯針及時正確處理。

（4）斷　針

【原因】針具品質欠佳，針身或針根有剝蝕損壞；針刺時，針身全部刺入；行針時，強力捻轉提插，肌肉強烈收縮或患者改變體位；滯針和彎針現象未及時正確處理。

【現象】針身折斷，殘端留在患者體內。

【處理】囑患者不要緊張，不要亂動，以防斷端向肌肉深層陷入。如斷端還在體外，可用手指或鑷子取出；如斷端與皮膚相平，可擠壓針孔兩旁，使斷端暴露在體外，用鑷子取出；如針身完全陷入肌肉，應在X光下定位，用外科手術取出。

【預防】認真檢查針具，對不符合品質要求的應剔除不用。選針時，針身的長度要比準備刺入的深度長5分。

針刺時，不要將針身全部刺入，應留一部分在體外。進針時，如發生彎針，應立即出針，不可強行刺入。對於滯針和彎針，應及時正確處理，不可強行拔出。

（5）血　腫

【原因】針尖彎曲帶鈎，使皮肉受損或針刺時誤傷血管。

【現象】出針後，局部呈青紫色或腫脹疼痛。

【處理】微量出血或針孔局部小塊青紫，是小血管受損引起，一般不必處理，可自行消退。如局部青紫較重或活動不便者，在先行冷敷止血後再行熱敷，或按揉局部，以促使局部瘀血消散。

【預防】仔細檢查針具，熟悉解剖部位，避開血管針刺。

4.針刺注意事項

（1）過於饑餓、疲勞、精神高度緊張者，不行針刺。體質較弱者，刺激不宜過強，並盡可能採取臥位。

（2）懷孕三個月以下者，下腹部禁針。三個月以上者，上下腹部、腰骶部及一些能引起子宮收縮的腧穴如合谷、三陰交、崑崙、至陰等均不宜針刺。月經期間，如月經週期正常者，最好不予針刺。月經週期不正常者，為了調經可以針刺。

（3）小兒囟門未閉時，頭頂部腧穴不宜針刺。此外因小兒不能配合，故不宜留針。

（4）避開血管針刺，防止出血；常有自發性出血或

損傷後出血不止的患者不宜針刺。

（5）皮膚有感染、潰瘍、瘢痕或腫瘤的部位不宜針刺。

（6）防止刺傷重要臟器。《素問·診要經終論》說：「凡刺胸腹者，必避五臟。」

①針刺眼區腧穴，要掌握一定的角度和深度。不宜大幅度提插捻轉或長時間留針，以防刺傷眼球和出血。

②背部第十一胸椎兩側，側胸（胸中線）第八肋間，前胸（鎖骨中線）第六肋間以上的腧穴，禁止直刺、深刺，以免刺傷心、肺。尤其對肺氣腫患者，更需謹慎，防止發生氣胸。

③兩脇及腎區的腧穴，禁止直刺、深刺，以免刺傷肝、脾、腎臟。尤以肝脾腫大患者，更應注意。

④對於胃潰瘍、腸沾黏、腸梗阻患者的腹部和尿瀦留患者的恥骨聯合區，必須注意針刺的角度、深度。如刺法不當，也可能刺傷胃腸道和膀胱，引起不良後果。

⑤針刺頸部及背部正中線第一腰椎以上的腧穴，如進針角度、深度不當，易誤傷延髓和脊髓，引起嚴重後果。針刺這些穴位至一定深度如患者出現觸電感向四肢或全身放散，應立即退針，忌搗針。

(二)艾 灸

《醫學入門·針灸》載：「藥之不及，針之不到，必須灸之。」所以灸法是一種獨特的不可替代的療法。灸法最適宜於保健，也適宜在家中使用。教材上說：「灸法主

要是借灸火的熱力給人體以溫熱性刺激，透過經絡腧穴的作用，以達到防治疾病目的的一種方法。」但是，我本人覺得這不是很全面，僅僅是溫熱的刺激嗎？如果是這樣我換一種材料可不可以呢？

灸法一般都選用艾葉作為主要灸料。艾草屬菊科多年生草本植物，我國各地均有生長。選用乾燥的艾葉，搗製後除去雜質，即可製成純淨細軟的艾絨，曬乾貯藏，以備應用。

艾葉氣味芳香，辛溫味苦，容易燃燒，火力溫和。最主要的是它有壯陽氣、散寒氣的作用，這才是艾作為灸法原料的原因。

《孟子》中有一句：「七年之病，求三年之艾。」被歷來的艾灸專家和愛好者們奉為經典。七年之病，指的是大病、難治之病，三年之艾，指的是三年以上的陳艾。也就是說對於大病、重病，要用三年以上的陳艾來進行艾灸治療才會起到好的作用。

這一句話同樣說明，灸法能夠治療疾病，不單純是依靠其溫熱作用，和「艾」這種灸料的性質有密切關係。

1.灸法的作用

（1）溫經散

灸法具有溫經散寒的功能。《素問》記載：「北方者……風寒冰冽……臟寒生滿病，其治宜灸。」臨床上常用於治療寒凝血滯、經絡痹阻所引起的寒濕痹痛、痛經、閉經、胃脘痛、寒疝腹痛、泄瀉、痢疾等。

（2）扶陽固脫

《扁鵲心書》記載：「真氣虛則人病，真氣脫則人死，保命之法，灼艾第一。」可見陽氣下陷或欲脫之危證，皆可用灸法，以扶助虛脫之陽氣。臨床上多用於治療脫證和中氣不足、陽氣下陷而引起的遺尿、脫肛、陰挺、崩漏、帶下、久洩、久痢、痰飲等。

（3）消瘀散結

《靈樞·刺節真邪》記載：「脈中之血，凝而留止，弗之火調，弗能取之。」氣為血帥，血隨氣行，氣得溫則行，氣行則血亦行。灸能使氣機通暢，營衛調和，故瘀結自散。所以臨床常用於治療氣血凝滯之疾，如乳癰初起、瘰癧、癭瘤等。

（4）防病保健

《扁鵲心書》說：「人於無病時，常灸關元、氣海、命門、中脘，雖未得長生，亦可保百年壽也。」說明了經常艾灸可以防病延年。

《醫說·針灸》也說：「若要安，三里莫要干。」說明艾灸足三里有防病保健作用，可以激發人體的正氣，增強抗病的能力，使人精力充沛，長壽不衰。

2.灸法的種類

灸法種類很多，常用灸法見表1–5。

（1）艾炷灸

艾炷灸是將純淨的艾絨，放在平板上，用手搓捏成大小不等的圓錐形艾炷（見圖1–19），置於施灸部位點燃

表 1-5　灸法的種類

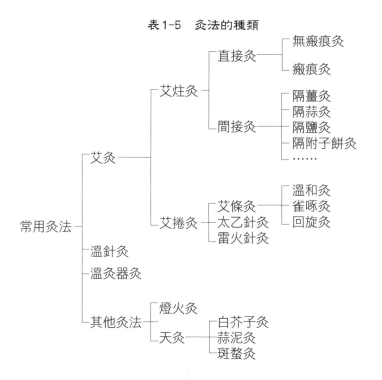

```
                                        ┌ 無瘢痕灸
                          ┌ 直接灸 ─────┤
                          │             └ 瘢痕灸
                 ┌ 艾炷灸 ─┤
                 │        │             ┌ 隔薑灸
                 │        │             ├ 隔蒜灸
                 │        └ 間接灸 ─────┤ 隔鹽灸
          ┌ 艾灸 ┤                       ├ 隔附子餅灸
          │      │                       └ ……
          │      │
          │      │                 ┌ 艾條灸 ┬ 溫和灸
          │      └ 艾捲灸 ─────────┤ 太乙針灸├ 雀啄灸
 常用灸法 ┤                        └ 雷火針灸└ 回旋灸
          ├ 溫針灸
          ├ 溫灸器灸
          │                 ┌ 燈火灸
          └ 其他灸法 ───────┤          ┌ 白芥子灸
                            └ 天灸 ────┤ 蒜泥灸
                                       └ 斑蝥灸
```

圖 1-19　艾炷

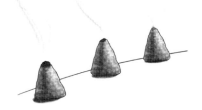

圖 1-20　直接灸

而治病的方法。常用的艾炷大小不等，小如麥粒，大的如蓮子。艾炷灸又分直接灸與間接灸兩類。

①直接灸

是將大小適宜的艾炷，直接放在皮膚上施灸的方法（見圖 1-20）。因為是把艾炷直接放在腧穴所在的皮膚

表面點燃施灸，故又稱為著膚灸、著肉灸。若施灸時需將皮膚燒傷化膿，癒後留有瘢痕者，稱為瘢痕灸；若不使皮膚燒傷化膿，不留瘢痕者，稱為無瘢痕灸。

瘢痕灸一般先將所灸腧穴部位，塗以少量的大蒜汁，以增加粘附和刺激作用，然後將大小適宜的艾炷置於腧穴上，用火點燃艾炷施灸。每壯艾炷必須燃盡，除去灰燼後，方可繼續易炷再灸，待規定壯數灸完為止。施灸時由於艾火燒灼皮膚，因此可產生劇痛，此時可用手在施灸腧穴周圍輕輕拍打，藉以緩解疼痛。

在正常情況下，灸後1週左右，施灸部位化膿形成灸瘡，5～6週後，灸瘡自行痊癒，結痂脫落後而留下瘢痕。因此，施灸前必須徵求患者同意後，方可使用本法。臨床上常用於治療哮喘、肺癆、瘰癧等慢性頑疾。

無瘢痕灸：施灸時先在所灸腧穴部位塗以少量的凡士林，以使艾炷便於粘附，然後將大小適宜的（*約如蒼耳子大*）艾炷，置於腧穴上點燃施灸，當艾炷燃剩2/5或1/4而患者感到微有灼痛時，即可易炷再灸，待將規定壯數灸完為止。一般應灸至局部皮膚出現紅暈而不起疱為度。因其皮膚無灼傷，故灸後不化膿，不留瘢痕。一般虛寒性疾患，均可採用此法。

②間接灸

是指用藥物或其他材料將艾炷與施灸腧穴部位的皮膚隔開，進行施灸的方法，故又稱隔物灸、間接灸（見圖1-21）。所用間隔藥物或材料很多，如以

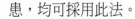

圖1-21　間接灸

生薑間隔者，稱隔薑灸；用食鹽間隔者，稱隔鹽灸；以附子間隔者，稱隔附子灸。常用的有如下幾種。

隔薑灸：是用鮮薑切成直徑2～3cm，厚0.2～0.3cm的薄片，中間以針刺數孔，然後將薑片置於應灸的腧穴部位或患處，再將艾炷放在薑片上點燃施灸。當艾炷燃盡，再易炷施灸。灸完所規定的壯數，以使皮膚紅潤而不起疱為度。此法常用於因寒而致的嘔吐、腹痛及風寒痹痛等，有溫胃止嘔、散寒止痛的作用。

隔蒜灸：用鮮大蒜頭，切成厚0.2～0.3cm的薄片，中間以針刺數孔（搗蒜如泥亦可），置於應灸腧穴或患處，然後將艾炷放在蒜片上，點燃施灸。此法多用於治療瘰癧、肺癆及初起的腫瘍等症。有清熱解毒、殺蟲等作用。

隔鹽灸：用乾燥的食鹽（以青鹽為佳）填敷於臍部，或於鹽上再置一薄薑片，上置大艾炷施灸。此法多用於治療傷寒陰證或吐瀉併作、中風脫證等，有回陽、救逆、固脫之力。

隔附子餅灸：將附子研成粉末，用酒調和做成直徑約3cm，厚約0.8cm的附子餅，中間以針刺數孔，上面再放艾炷施灸，直至灸完所規定壯數為止。此法多用於治療命門火衰而致的陽痿、早洩或瘡瘍久潰不斂等症，有溫補腎陽等作用。

（2）艾捲灸

包括艾條灸、太乙針灸和雷火針灸。

太乙針灸和雷火針灸都是將藥末摻入艾絨內，製作成艾條使用。只不過藥方不同罷了。用的時候將太乙針或雷

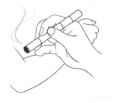 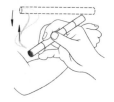 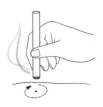

圖1-22 溫和灸　　圖1-23 雀啄灸　　圖1-24 回旋灸

火針的一端燒著，用布7層包裹其燒著的一端，緊按於應灸的腧穴或患處，進行灸熨，針冷則再燃再熨，如此反覆灸熨7～10次為宜。此法治療風寒濕痹、肢體頑麻、痿弱無力、半身不遂等均有效。

　　艾條灸所用的艾條一般都是買來現成的，施灸時將艾條懸放在距離穴位一定高度的位置進行燻烤，不使艾條點燃端直接接觸皮膚，稱為懸灸，分為溫和灸、雀啄灸和回旋灸。

　　溫和灸：就是將灸條的一端點燃，對準應灸的腧穴部位或患處，約距皮膚適當位置，進行燻烤（見圖1-22），使患者局部有溫熱感而無灼痛為宜，一般每處灸5～10min，至皮膚出現紅暈為度。

　　雀啄灸：就是將艾條點燃的一端與施灸部位的皮膚並不固定在一定距離，而是像鳥雀啄食一樣，一上一下活動地施灸（見圖1-23）。

　　回旋灸：施灸時，艾捲點燃的一端與施灸部位的皮膚雖然保持一定的距離，但不固定，而是向左右方向移動或反覆旋轉地施灸（見圖1-24）。

　　其實我覺得哪種方法都差不多，但是有人認為溫和灸

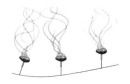

圖1-25　溫針灸　　　圖1-26　溫灸盒　　　圖1-27　溫針筒

多用於灸治慢性病，雀啄灸、回旋灸多用於灸治急性病。大家可以參考。

（3）溫針灸

溫針灸適用於既需要留針而又適宜用艾灸的病症，將針刺入腧穴得氣後並給予適當補瀉手法而留針時，截取2cm左右艾條插在針柄上，點燃施灸（見圖1-25）。比針刺後再艾灸這種方法更加節約時間，而且可以將艾灸產生的熱量，由針導入到人體。

（4）溫灸器灸

溫灸器又名灸療器，是一種專門用於施灸的器具，用溫灸器施灸的方法稱溫灸器灸。臨床常用的有溫灸盒和溫灸筒（見圖1-26、圖1-27）。施灸時，將艾絨，或加摻藥物，裝入溫灸器的小筒，點燃後，將溫灸器之蓋扣好，即可置於腧穴或應灸部位，進行熨灸，直到所灸部位的皮膚紅潤為度。

此法有調和氣血、溫中散寒的作用。一般需要灸治者均可採用。對小兒、婦女及畏懼灸治者最為適宜。

（5）其他灸法

燈火灸：又名燈草灸、油捻灸、十三元宵火，也稱神燈照，是民間沿用已久的簡便灸法。方法是用燈心草一

根，以麻油浸之，燃著後用快速動作對準穴位，猛一接觸聽到「叭」的一聲迅速離開，如無爆焠之聲可重複1次。此法具有疏風解表、行氣化痰、醒神止搐等作用，多用於治療小兒痄腮、小兒臍風和胃痛、腹痛、痧脹等病症。

天灸：又稱藥物灸、發疱灸。是用對皮膚有刺激性的藥物，塗敷於穴位或患處，使局部充血、起疱，猶如灸瘡，故名天灸。所用藥物多是單味中藥，也有用複方，其常用的有白芥子灸、蒜泥灸、斑蝥灸等。白芥子灸一般可用於治療關節痹痛、口眼喎斜，或配合其他藥物治療哮喘等症。蒜泥灸敷湧泉穴治療咯血、衄血，敷合谷穴治療扁桃體炎，敷魚際穴治療喉痹等。斑蝥灸可治療癬癢等症。

3.注意事項

（1）施灸的先後順序

臨床上一般是先灸上部，後灸下部，先灸陽部，後灸陰部，壯數是先少而後多，艾炷是先小而後大。

（2）施灸的補瀉方法

艾灸的補瀉，始載於《黃帝內經》。《靈樞·背腧》說：「以火補者，毋吹其火，須自滅也。以火瀉者，疾吹其火，傳其艾，須其火滅也。」這是古人對施灸補瀉操作方法的具體載述。

（3）施灸的禁忌

①對實熱證、陰虛發熱者，一般均不適宜灸療。

②對顏面、五官和有大血管的部位及關節活動部位，不宜採用瘢痕灸。

③孕婦的腹部和腰骶部也不宜施灸。

（4）灸後的處理

施灸後，局部皮膚出現微紅灼熱，屬於正常現象，無須處理。如因施灸過量，時間過長，局部出現小水疱，只要注意不擦破，可任其自然吸收。如水疱較大，可用消毒的毫針刺破水疱，放出水液，或用注射針抽出水液，再塗以龍膽紫，並以紗布包敷。

如用化膿灸者，在灸瘡化膿期間，要注意適當休息，加強營養，保持局部清潔，並可用敷料保護灸瘡，以防污染，待其自然癒合。如處理不當，灸瘡膿液呈黃綠色或有滲血現象者，可用消炎藥膏或玉紅膏塗敷。

此外，施灸時應注意艾火勿燒傷皮膚或衣物。用過的艾條、太乙針等，應裝入小口玻璃瓶或筒內，以防復燃。

(三)推 拿

推拿，又稱按摩、按蹻等，是醫者運用各種手法作用於患者體表的特定部位或穴位，以調節機體的生理、病理狀態，從而達到防病治病目的的一種物理療法。至今在我國很多地區還沿用按摩這一名稱。推拿是人類最古老的一種醫療方法，可以說它與人類的歷史同樣悠久。

推拿有不同的分類方法，比如根據對象的不同有成人推拿和小兒推拿。在針灸中是不存在這種分類的，因為小兒推拿比較特殊，不僅是手法獨特，推拿的穴位和部位與成人也大不一樣。

根據目的不同可以分為治療推拿、保健推拿、運動推

拿。前兩者不用多說，運動推拿是用於體育運動中的推拿按摩，它由對神經、循環、運動等系統的作用，幫助運動員調節競技狀態、促進體力恢復、提高運動能力。它又分為運動前推拿、運動中推拿、運動後推拿。還有根據部位不同分為脊柱推拿、足底按摩、頭面部按摩等。

1.推拿的作用

舒筋活絡，解痙止痛。運動損傷後，造成的肌肉、肌腱、韌帶和軟組織的急性損傷，可發出疼痛的信號。另外，損傷的組織還可產生炎性滲出、腫脹等病理變化，如果治療不及時、不徹底，這些都可因局部出血、水腫、機化而產生沾黏，從而引起慢性疼痛和局部運動受限，加重疼痛和肌肉的緊張度。這樣又可在周圍組織引起繼發性疼痛病灶，形成惡性疼痛鏈，不管是原發病灶，還是繼發病灶均會刺激、壓迫神經末梢和毛細血管，並進一步加重「不通則痛」的病理變化。推拿按摩是解除肌肉緊張和治療肌腱及韌帶損傷等疾患的有效方法。它不但能減輕損傷的症狀，而且能醫治損傷的根源，因為由推拿的手法，能加強局部的血液循環，改善局部的代謝功能。另外將緊張或痙攣的肌肉、肌腱被動拉長，從而達到治療的目的。

理筋正骨，整形復位如果說舒筋活絡、解痙止痛這個作用，對於其他治療方法比如針灸同樣也可以達到，那麼理筋正骨、整形復位這個作用，只有用推拿才可以完成。在運動訓練和比賽中，最常見的是因過於強大的外力，使骨、關節脫位而導致肌腱、韌帶滑脫，或肌肉痙攣及軟組

織損傷。醫生運用推拿按摩中的牽引、歸合復位的手法，可使脫位的關節整復，錯開的骨縫合攏。用壓、迫、提、晃等手法，使滑脫的肌腱、韌帶理正，嵌頓的滑膜退出。用手法解除肌肉痙攣，修復拉傷的肌肉，以消除局部的疼痛和病理狀態，使損傷的組織得以修復。除了突然的外力損傷會造成「筋出槽，骨錯縫」以外，慢性的勞損同樣會造成肌腱和韌帶的痙攣、扭轉、滑脫，從而導致與之相聯繫的骨胳和關節的解剖位置的改變，這些病理性的解剖位置變化，都需要推拿手法的整復。

祛瘀生新，平衡陰陽推拿可以促使毛細血管擴張，改善血液循環，消除堆積在肌肉、組織內的代謝產物，從而改善局部的營養供應，由調節體內代謝達到消除疲勞的目的。另外，在保健按摩中，由一些輕的手法作用於人體的頭、頸及四肢的肌肉，以改善局部組織的代謝和使傳入中樞神經系統的訊息逐漸減少，同時還對大腦皮質的活動起抑制作用，從而提高人體的睡眠品質，達到消除疲勞、恢復體能的目的。

大量事實已證明，將推拿手法作用於機體，可使周身氣血流暢，陰陽調和，臟腑機能旺盛，經絡疏通，就可以達到扶正祛邪的作用。在實踐中，我們觀察到經常按摩面部等穴位可預防感冒，經常搓、推脊柱兩側，可增強機體的抗病能力。這就是推拿按摩的保健作用。

2.推拿手法要求

對於推拿來說，最重要的也是最特別的就是手法。用

手或肢體的其他部分，按各種特定的技巧動作在體表操作的方法稱為推拿手法。

其形式有多種，包括用手指、手掌、手背、肘等部分進行操作，所謂手法，以手為主，法是方法，是法則，是有一定規範和技術要求的技巧動作。所以，嚴格地說，不講技巧的簡單動作不能稱之為「法」。

手法有很多種類，但手法總的要求只有八個字：持久、有力、均勻、柔和。其中美容按摩更強調均勻和柔和。

「持久」是指術者在臨床治療過程中，按摩時作用的力量要持久，因此需要強調技巧和力量的平均使用。因為按摩只有持續作用一段時間才能起到「深透」和「滲透」的作用。

「有力」是指按摩手法在臨床應用中，要具備一定的力度，力量是治療各種不同疾病使之恢復的最重要因素之一。現代社會物質豐富，營養充足，體形肥胖或肌肉發達者比比皆是。對體胖、患病深而重或患病時間較長的病人，需要較大的力度，術者力量不足，在施治中力量不平均，不會達到預期的治療目的。

「均勻」是指在臨床施治中，對不同部位不同的手法均需要一定的力量，如力量不足，功底不厚，缺乏耐力，在手法操作過程中，就會出現節奏不均勻，力量脫節不平衡，動作紊亂，使患者產生不適的感覺，甚至心情煩躁。如具備力量、耐力和過硬的基本功，在治療中，使動作頻率有節奏而協調，不存在時快時慢，用力要穩、準、妥，

不可忽輕忽重，要保持手法動作的連貫性。

「柔和」是指在臨床應用過程中，手法動作的節奏協調、持久，耐力和力量要平衡，不能粗暴、生硬。手法有力不是指用粗暴的蠻力，有些人認為推拿治病只要有力氣就行，甚至認為力氣越大越好。因此，在治療中動作生硬粗暴，把病人搞得痛苦不堪，這種認知是片面的。只有動作柔和，才能使患者在整個按摩過程中有安全感和舒適感。柔和而有力是按摩手法、技巧和力量的完美體現。

3.推拿十法

治病主要靠手法技巧，按摩的手法繁多，在這裏只介紹常見易學的手法，而最重要的扳法，涉及正骨，往往不是靠書本學得的，需要老師手把手地教，學生不斷實踐體會。主要有摩法、按法、揉法、推法、拿法、擦法、點法、抹法、捏法、擊法。推拿手法的優劣和熟練程度及如何適當地運用，對治療效果有直接的影響。因此，推拿醫生必須熟練地掌握推拿手法及其臨床應用。

（1）摩　法

用手掌掌面或示、中、環指指面附著於一定部位上，以腕關節連同前臂進行環形、有節律地撫摩，稱為摩法。以掌撫摩稱掌摩法，以指撫摩者稱指摩法（見圖 1-28）。

【動作要領】術者端坐位，沉肩、垂肘，肘關節微屈，腕關節放鬆，掌面朝下。操作時掌、指著力部位隨腕關節連同前臂做盤旋活動，用力要自然，平穩均勻，動作緩和協調，摩動頻率為 30～120 次／min。

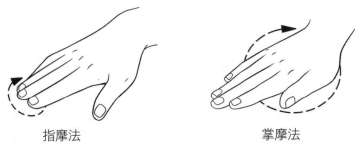

指摩法　　　　　　　　　　掌摩法

圖1-28　摩法

【臨床應用】臨床應用本法時，根據操作時用力的大小、緩急與方向的不同，可起到或補或瀉的作用，故有「緩摩為補、急摩為瀉」之說。按摩的方向分為：順時針為補，逆時針為瀉，順逆各半為平補平瀉。摩法的刺激緩和舒適，臨床應用時常配合揉法、推法、按法等。

（2）按 法

用指、掌根等部位按壓一定部位或穴位，由輕而重逐漸用力，按而留之，稱為按法。根據施術部位的不同，分為指按法、掌根按法（見圖1-29）。

【動作要領】拇指按法以拇指指峰、螺紋面或整個指面按壓某一經絡或穴位。以拇指指峰按壓又稱指針法。一

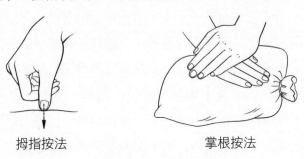

拇指按法　　　　　　　　掌根按法

圖1-29　按法

般在穴位上按時，拇指不移動，僅按壓之力有所增減；但在經絡上按壓時，則要循經絡路線進行緩慢的螺旋形的移動。

掌根按法用掌根、魚際或全掌著力按壓一定部位或穴位。

屈指按法用拇指或示指或中指的第一指間關節的屈曲突起部分，點按一定部位或穴位。

【臨床應用】按法是一種刺激性較強的手法，常與揉法相結合使用，組成「按揉」複合手法，拇指按法的特點是接觸面較小，刺激的強弱容易控制調節，對全身各部的經絡穴位都可應用。按於不同的穴位，可收到不同的療效。掌按法的特點是接觸面積大、刺激緩和，適用於治療面積大且較為平坦的部位，如腰背部等。屈指按法適用於肌肉較薄的骨縫處。

（3）揉　法

用手掌大魚際、小魚際、掌根或手指螺紋面著力吸定於一定部位或穴位上，帶動該處的皮下組織，一起做輕柔和緩的環旋轉動，稱為揉法。可適用於全身各部（見圖1-30）。

【動作要領】總的要領是吸定施治部分，用力輕快柔和，均勻深透不可下壓，也不可漂浮，時間要持久。

掌揉法用掌根部著力於治療部位或穴位上，手腕放鬆，以腕關節連同前臂做小幅度的回旋活動。壓力宜輕柔，揉動頻率一般為60～160次／min。

魚際揉法以大魚際或小魚際吸定於治療部位或穴位

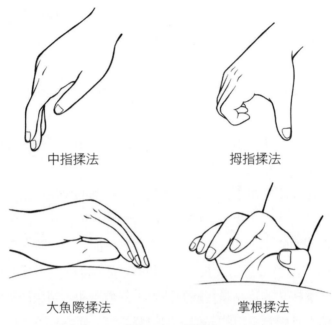

中指揉法　　　　　　　　　拇指揉法

大魚際揉法　　　　　　　　掌根揉法

圖1-30　揉法

上，手腕充分放鬆，大魚際揉時腕關節呈外擺運動，小魚際揉時腕關節呈內擺運動。揉動頻率一般為60～200次／min。

　　指揉法用拇指或中指指面或示、中、環指指面輕按在某部位或穴位上，做輕柔、小幅度的環旋揉動。揉動頻率一般為60～120次／min。

　　【臨床應用】揉法是推拿臨床常用手法之一，常和按法、捏法等結合使用，特點是輕快柔和、均勻深透。由揉動帶動皮下組織形成內摩擦，在組織深層產生溫熱作用。其中，魚際揉法最輕柔。掌揉多用於腰背、胸腹等部位，指揉法用於各個穴位。

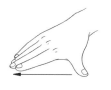
拇指平推法

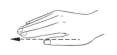
掌平推法

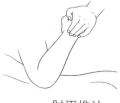
肘平推法

圖1-31　平推法

（4）平推法

用指、掌、魚際平穩地著力於一定部位或穴位上，進行單方向的直線推動，稱為平推法。平推法是脊背按摩術的基本手法，按照常用程度可依次分為掌推、大魚際推、小魚際推、指推等（見圖1-31）。

【動作要領】總的要領是用力平穩，著力部分附著肌膚，推進速度緩慢，自然呼吸，動作協調，肩肘放鬆。

拇指平推法以拇指面著力，其餘四指分開助力，按經絡循行或肌纖維平行方向推進。在推進過程中，可在重點治療部位或穴位上做緩和按揉動作。

掌平推法五指併攏並微屈，全掌用力緊貼於治療部位上，進行直線推動。需增大壓力時，可用另一手重疊推進。

肘平推法推者屈肘，以鷹嘴突出部著力，向一定方向推進。肘部著力點要緊壓皮膚，用力要均勻深透，移動緩慢。

【臨床應用】平推法在臨床應用時，一般均需在施術部位上塗抹少許冬青膏、凡士林或麻油等，以起潤滑、導熱作用。平推法具有溫熱深透作用，能舒通經絡、行氣活

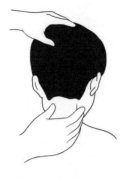

圖1-32　拿法

血。根據施術部位的不同，所起的作用也不同。

拇指平推法可適用於肩背、腰臀。掌平推法刺激較為緩和，適用於面積較大的部位，如腰背。肘平推法多用於體形肥胖者，尤以背脊部、腰臀部、大腿部等部位多用。頸部及督脈多用拇指或三指平推法。

（5）拿 法

用大拇指和示、中兩指，或用大拇指和其他四指對稱用力，提拿一定的部位，進行一緊一鬆的拿捏，稱為拿法。

根據臨床實際應用時手指參與的多少，又被分為二指拿、三指拿、五指拿（見圖1-32）。

【操作要領】肩肘關節放鬆，手掌空虛；指腹應貼緊所拿部位或穴位。前臂不要用力，以腕關節和掌指關節協調為主。用力由輕至重，應蓄勁於內，貫注於指，做連續的一緊一鬆的動作。同時注意不要屈指間關節，以免掐破皮膚。

【臨床功能】拿法可柔可剛，刺激量有弱有強，但一般用力較大。故每次每一部位或穴位所拿時間不宜過長。二指拿適用於某一個穴位的治療，如拿風池穴；三指拿適用於以一個或兩個穴位為中心的小部位治療，如拿肩井；五指拿適用於某個較大的部位的治療，如拿腰肌。由於所拿部位或穴位不同，所以功用也不相同。

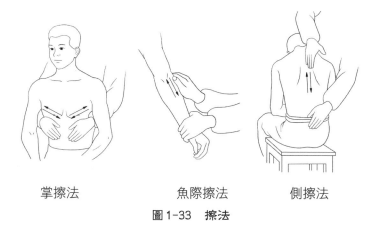

掌擦法　　　　　　魚際擦法　　　　側擦法

圖1-33　**擦法**

（6）擦 法

用手掌面、大魚際或小魚際部分著力於一定部位上，進行直線來回摩擦，稱為擦法。根據著力部位不同，有掌擦法、大魚際擦法、小魚際擦法3種（見圖1-33）。

【動作要領】擦時不論是上下方向還是左右方向，都應直線往返，不可歪斜；往返距離應拉長；著力部分緊貼皮膚，切忌強用壓力，以免擦破皮膚；用力穩，動作均勻連續，呼吸自然。一般頻率為100～120次／min。

掌擦法用掌面緊貼皮膚，做上下或左右方向的連續直線往返摩擦。

大魚際擦法掌指併攏微屈成虛掌，用大魚際及掌根部緊貼皮膚，做直線往返摩擦。

小魚際擦法手掌伸直，用小魚際部緊貼皮膚，做直線往返摩擦。

【臨床應用】本法摩擦力強、動作幅度大，有明顯的溫熱感，適用於身體各個部位。其中掌擦法接觸面較大，

適用於肩背面積較大、較為平坦的部位。魚際擦法接觸面較掌擦法為小。小魚際擦法接觸面最小，擦時的溫熱度較上兩法為高，多用於肩背、腰骶、臀部。

用擦法時要注意以下兩點：第一，治療部位要暴露，並塗少許潤滑劑（如冬青膏、麻油、按摩乳等），以防止擦破皮膚，同時又能增高局部溫度；第二，施用擦法後，在該部不應再用其他手法，否則易引起皮膚破損，故本法一般在治療最後使用。

（7）點 法

用拇指或屈曲的指間關節突起部分為著力點，按壓於某一治療點上，稱為點法。它由按法演化而成，可屬於按法的範疇。具有力點集中，刺激性強等特點。有拇指點法、屈拇指點法和屈示指點法三種（見圖1-34）。

【動作要領】意念集中，運氣於指，點穴準確，著力適當，勿戳破皮膚。操作時前臂上抬、肘部微屈，手腕屈曲成直角，意念集中於指端，循經點擊所選穴位。

【臨床應用】本法刺激性強，主要適用於腰背和四肢，具有舒筋活血、祛風散寒、通絡止痛、滑利關節、鎮

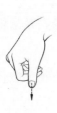
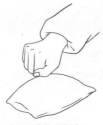
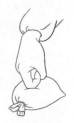

拇指點法　　　　屈拇指點法　　　　屈示指點法

圖1-34　點法

痙、開竅之功。

（8）抹　法

用單手或雙手拇指螺紋面緊貼皮膚做由一點分別向兩側或雙手交替的推抹樣動作（見圖1-35）。

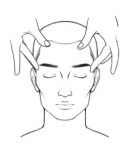

【動作要領】要求動作輕而不浮，重而不滯。

圖1-35　抹法

【臨床應用】常用於頭面及頸項部，對頭痛、眩暈等症常用本法配合治療，同時常應用於保健美容按摩。

（9）捏　法

用手指擠捏肌肉、肌腱，並連續移動的一種方法。受力部位的皮肉肌筋，在手指的不斷對合轉動下被捏起，在手的自然轉動下又從指腹間滑脫出來，如此反覆交替捏動，可使局部舒適並有溫熱感。此手法要連貫而有節奏，用力應均勻柔和（見圖1-36）。

【動作要領】著力均勻柔和，持續連貫，中途不可停頓，不可斜行，以防動傷別經。在頭頸部操作時，一般不做捻轉移動，僅提捏一些腧穴。

拇、示指捏法：醫者虛掌，雙手示指屈曲，以示指中節背側緊觸皮膚，拇指在前與示指相對捏起皮膚，隨捏隨提，兩手交替循序前移。

拇、示、中指捏法：醫者雙手拇指橈側偏鋒緊貼皮膚，與示、中兩指相對捏起

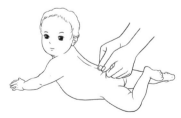

圖1-36　捏法

皮膚，隨捏隨提前移。

【臨床應用】捏法是一種較為柔和的手法，適用於頭頸面部、脊腰及四肢。

（10）擊 法

常用的為指尖擊法、側擊法和掌根擊法（見圖1-37）。

【動作要領】

指尖擊法：將示指、中指、環指、小指放於一個水平，用指端輕輕擊打體表，如雨點下落。

側擊法：醫生用雙手的尺側部交替擊打患者的體表。

掌根擊法：醫生一手按於受治者被治療部位，用另一手的掌根部擊打按手的手背。要求力量要由輕到重，循序漸進，用力垂直下落，不可帶任何角度，不能有施抽動作，動作要快速而短暫。

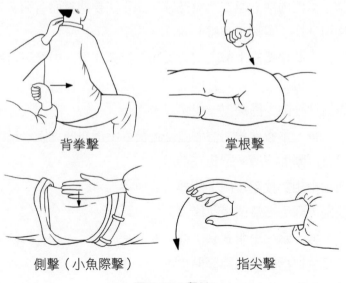

背拳擊　　　　　　　　掌根擊

側擊（小魚際擊）　　　指尖擊

圖1-37　擊法

【臨床應用】指尖擊法常用於頭面部；側擊法常用於腰背及四肢部，亦可用於頭部及肩部；掌根擊法常用於頭頂部。

4.推拿注意事項

（1）適應證

推拿治療疾病的範圍非常廣泛，它涉及傷、內、外、婦、兒、五官等各科的許多疾病，尤其在傷科中應用最廣，療效突出，現將傷科推拿的適應證介紹如下。

①間接暴力和慢性勞損引起的軟組織損傷。

②直接暴力導致軟組織損傷的中後期。

③骨關節細微錯動。

④骨性關節炎。

⑤骨折後遺症。

（2）禁忌證

推拿雖治療範圍廣泛，不良反應少，但也有一些疾病不適宜推拿治療，現將推拿的禁忌證介紹如下。

①診斷尚不明確的急性脊柱損傷伴有脊髓損傷症狀者。

②急性軟組織損傷早期局部腫脹和瘀血嚴重者。

③傳染性疾病伴急性炎症。如急性肝炎、結核病及化膿性關節炎、急性風濕性關節炎等。

④嚴重的心、肺疾病及身體極度衰弱經不起推拿者。

⑤各種惡性腫瘤。

⑥有出血傾向或血液病患者。如白血病、再生障礙性

貧血、血友病等。

⑦手法部位有皮膚破損或皮膚病者。如燒傷、燙傷、各種潰瘍性皮膚病等。

⑧未癒合的骨折、脫位在固定期間，局部不宜推拿。

⑨孕婦及產後不久，不宜在腹部和腰骶部推拿。

⑩有精神病疾患不能和醫生合作者。

（3）注意事項

①辨證施法，嚴格操作。首先要診斷明確，辨證無誤，根據病情需要選擇相應的治療手法。各種手法必須嚴格按操作步驟進行，做到心中有數。

②治療時要全神貫注。在治療時態度要嚴肅認真，精力集中，認真操作，不可馬虎或與旁人閑談，並密切觀察患者在治療中的反應。

③手法力量要輕重適宜。手法力量是否得當，對治療效果有直接影響，治療時即使選擇的手法是正確的，但由於沒有掌握好手法的強度，也不能取得良好的效果。一般來說，急性損傷手法宜輕，慢性勞損手法可重一些。對慢性勞損患者，開始一兩次的治療手法宜輕，以後手法可重些。在每次的治療中，一般來說開始手法要輕，根據病情需要逐漸加重，治療結束前，再次施用輕柔手法。手法的輕重程度，要根據患者的病情、體質和耐受程度而定，要避免手法過重，防止加重原有的損傷。

④患者體位要安置得當。推拿前要把患者安置在合適的體位上，使患者坐臥舒適，治療部位肌肉放鬆。

⑤醫生要隨時調整自己的姿勢。一個合適的位置與步

態、姿勢有利於醫生的發力和持久操作，隨著操作手法的變換，體位也應隨時調整。

　　⑥**醫生雙手要保持清潔**。醫生必須勤剪指甲，保持雙手清潔。冬天治療時，雙手要保持溫暖，以免治療部位受到涼的刺激而引起肌肉緊張。同時可選擇性地應用按摩介質。

(四)拔　罐

　　火罐就是用火排除罐內空氣，造成負壓，使被拔部位的皮膚充血、瘀血，起到防治疾病的目的。現在除了用火罐，還有真空抽氣罐。拔罐法古代稱角法，在馬王堆漢墓出土的帛書《五十二病方》中已有記載，現在治療的範圍逐漸擴大，外科、內科等都有它的適應證，拔罐法具有通經活絡、行氣活血、消腫止痛、祛風散寒等作用，其適應範圍較為廣泛，一般多用於風寒濕痺、腰背肩臂腿痛、關節痛、軟組織閃挫扭傷、傷風感冒、頭痛、咳嗽、哮喘、胃脘痛、腹痛、痛經、中風偏枯、瘀血痺阻等。

　　火罐雖然也按穴位經絡來使用，但是由於其面積大，所以沒有必要非常精確，實際上都是按部位拔，操作簡單，所以很多時候大家在家裏自己就可以解決。

　　我在這裏大概介紹一下拔罐的種類，大家主要還是要記住注意事項，這個更為關鍵。

　　罐的種類很多，目前常用的罐有以下四種：竹罐、陶罐、玻璃罐、抽氣罐。通常用玻璃罐，抽氣罐主要是家用比較安全，還有就是有些部位用火罐不方便就用抽氣罐。

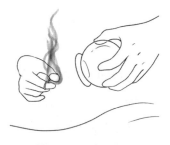
圖1-38　火吸法

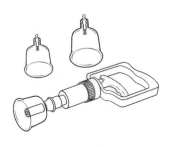
圖1-39　抽氣吸罐法

1.吸罐與取罐

（1）火吸法

利用火在罐內燃燒時產生的熱力排出罐內空氣，形成負壓，使罐吸附在皮膚上的方法。具體有：閃火法、投火法、滴酒法、貼棉法、架火法，除閃火法外，罐內均有火，均應注意勿灼傷皮膚。起罐時，一般先用左手夾住火罐，右手拇指或示指從罐口旁邊按壓一下，使空氣進入罐內，即可將罐取下（見圖1-38）。若罐吸附力過強時，切不可用力猛拔，以免擦傷皮膚。

（2）煮罐吸法

一般選用竹罐。將竹罐放在鍋內，加水煮沸，然後用鑷子將罐口朝下的夾出，迅速用涼毛巾緊捫罐口，立即將罐扣在皮膚上。可根據病情需要在鍋內放入適量的祛風活血藥物，也稱藥罐法。等罐涼了之後，可同火吸法起罐。

（3）抽氣吸罐法

現在市場上都有賣的，用抽氣筒套在塑料杯罐活塞上，將空氣抽出，使之吸拔在皮膚上（見圖1-39）。起

罐時將頂上的活塞輕輕一拔
空氣就進去了，罐自然脫
落。

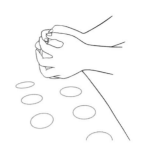

圖1-40　走罐

2.拔罐方法

臨床拔罐時，可根據不
同的病情，選用不同的拔罐
法，常用的拔罐法有以下幾種。

（1）留　罐

將罐吸附在體表後，留罐10～15min，然後將罐起
下。若罐大而吸拔力強時，可適當縮短留罐的時間，以免
起疱。此法是常用的一種方法，一般疾病均可應用。

（2）走　罐

走罐也稱推罐，即拔罐時先在所拔部位的皮膚或罐口
上，塗一層凡士林等潤滑油，再將罐拔住，然後，醫者用
右手握住罐子，按照一定方向往返推動（見圖1-40），
至所拔部位的皮膚紅潤、充血，甚或瘀血時，將罐起下。
一般用於面積較大、肌肉豐厚部位，如脊背、腰臀、大腿
等部位。

（3）閃　罐

閃罐即將罐拔住後，立即起下，如此反覆多次地拔住
起下，起下拔住，直至皮膚潮紅、充血或瘀血為度，多用
於局部皮膚麻木、疼痛或功能減退等疾患，可以振奮陽
氣。尤其適用於不宜留罐的患者，如小兒、年輕女性的面
部。

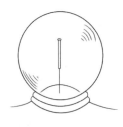

圖1-41　留針拔罐

（4）刺血拔罐

刺血拔罐又稱刺絡拔罐，即在應拔部位的皮膚消毒後，用三棱針點刺出血或用皮膚針叩打後，再將火罐吸拔於點刺的部位，使之出血，以加強刺血治療的作用。一般刺血後拔罐留置5～15min，多用於治療皮膚病、扭傷、帶狀疱疹後遺神經痛等。

（5）留針拔罐

留針拔罐簡稱針罐，即在針刺留針時，將罐拔在以針為中心的部位上，5～10min，待皮膚紅潤、充血或瘀血時，將罐起下，然後將針起出，此法能起到針罐配合的作用（圖1-41）。

3.拔罐的注意事項

（1）拔罐時要選擇適當體位和肌肉豐滿的部位。若體位不當、移動、骨胳凸凹不平、毛髮較多的部位，火罐容易脫落，均不適用。

（2）用火罐時應注意勿灼傷或燙傷皮膚。若燙傷或留罐時間太長而皮膚起水疱時，小的無須處理，僅敷以消毒紗布，防止擦破即可。水疱較大時，用消毒針將水放出，塗以龍膽紫藥水，或用消毒紗布包敷，以防感染。

（3）皮膚有過敏、潰瘍、水腫及心臟、大血管分布部位，不宜拔罐。高熱抽搐者，以及孕婦的腹部、腰骶部位，亦不宜拔罐。

(五)刮　痧

刮痧療法就是利用邊緣潤滑物體（即刮具），或手指、或針具在人體體表特定的刺激部位或穴位上施以反覆的刮拭、捏提、揪擠、挑刺等手法，使皮膚出現片狀或點片狀瘀血（或出血）的刺激反應（即痧痕），以達到疏通經絡、解表排毒、退熱解痙、開竅醒神、扶正祛邪、調節臟腑、恢復生理平衡、祛除疾病為目的的一種外治療法。

刮痧始於石器時代，是在砭石的基礎上演變、改進而發展起來的一種有效的物理刺激療法，長期廣泛流傳和應用於民間，是中醫學的重要組成部分。此法具有操作簡便、易學易懂、適應證廣、療效顯著的特點，在防病治病、保健強身中發揮著越來越大的作用。

刮痧療法民間用於治療痧症，故稱「刮痧」。其實，刮痧非只治痧證，而可治療內外各科諸多疾病。「痧」的含義有二：一是指身體內在的病理性（陽性反應）反應的「痧」，謂之「痧象」，其主要特徵是痧點和局部酸脹感。二是指刮痧刺激後表現在體表的「痧」，謂之「痧痕」，「痧痕」是指由刮治，皮膚便會對這種刺激產生各種各樣的反應，主要是顏色（膚色）和形態的變化。

1.作用機制

刮痧可以刺激皮部、經絡、穴位等特定部位，使皮下充血，毛細血管擴張，汗腺開泄，汗出通暢，穢濁的邪氣由體內宣泄，把阻滯經絡的病邪排出體外，使病變的臟

腑、組織、器官得到充分營養，促進新陳代謝，氣血暢達，使全身陰陽平衡，臟腑機能恢復協調。

刮痧療法屬外治法之一，是由施治於人體的體表皮部來達到治病的目的。傳統的針灸醫家在應用經絡診治疾病時，重點是取相應經脈的穴位，而刮痧療法則重在穴位的皮部，它代表的並不是一個點，而是一個面，確切地說是一個立體的部位。由診察皮部以確定反應的穴位。刮痧療法作用面積大，往往不是一個穴位，而是線和面，是幾個腧穴的綜合效應，所以皮部是刮痧療法的著眼點。

十二皮部是經絡機能活動反映於體表的部分。皮為一身之軀殼，居人體最外層，所以是機體衛外的屏障，又為病邪出入之門戶。在病理上，外邪（邪氣）可以由皮部而深入絡脈、經脈，以至臟腑；而內臟有病，也可以由經脈、絡脈反映至皮部。一方面根據刮治後皮膚出現的痧痕反應，可以幫助診斷和判斷疾病的輕重與預後；另一方面又可利用經絡的傳導作用進行治療。

2.刮痧療法的功用

（1）發汗解表、清熱解毒

透過刮治病人體表皮膚，使皮膚出現充血現象及毛細血管擴張，腠理得以開泄，可以將充斥於體表病灶、經絡、穴位乃至深層組織器官的風寒、痰濕、瘀血、火熱、膿毒等各種邪氣從皮毛透達至體外，自汗而解，從而達到祛除邪氣、邪去正安、其病自癒的目的。同時，由於運用刮痧、挑痧、放痧等綜合手法的刺激，使體內邪氣透達於

體表，最終排出體外，故而清除了體內之瘀熱、病毒，達到了清熱解毒、祛痰解痙、軟堅散結的目的。

（2）舒筋活絡、消腫止痛

透過刮治所產生的良性刺激下的神經反射作用，使局部毛細血管擴張充血，甚至破裂，一方面祛除邪氣，廓清經絡；另一方面又使局部和相應臟器組織的血流量增加，使內部經脈得以通暢，氣血得以加速運行，邪退而腫消，絡通而痛止，從而達到「祛邪通絡、活血化瘀、舒筋活絡、消腫止痛」的目的。

（3）溫經散寒、行氣活血

寒則氣凝，瘀則氣滯，氣行則血行，氣滯則血瘀。由於寒、氣、血三者互為因果，從而形成氣滯血瘀之病變。

由於刮治良性刺激的神經反射作用，促進血液循環的加速，使人體氣血得以暢通，從而達到行氣活血的治療作用。由於刮痧面積寬，因刮治刺激作用使局部產生熱效應，由皮膚感受器和經絡傳導使相應的內臟器官組織產生興奮過程，使體內寒邪得以排出體外，從而達到「溫經散寒、行氣活血止痛」的治療功效。

（4）調和陰陽、改善臟腑功能

中醫認為，陰陽失調，百病叢生，「陰平陽秘，精神乃治」。刮痧，對機體是一種良性刺激。由皮膚感受器的反射途徑傳導到神經中樞，加強大腦皮質對身體各部分的調節功能，又可使局部皮膚相對應的內臟及組織代謝加強，促進機體功能恢復，從而促進人體陰陽的相對平衡，使疾病逐漸痊癒。當氣血凝滯或經脈空虛時，刮治的刺激

還可以引導營、衛之氣運行輸布，鼓動經脈氣血滋養臟腑組織器官，加強袪除病邪之力。

當臟腑經脈氣機逆亂、升降失常時，可由穴位或相應部位的刮治，引導氣機恢復正常，從而達到健脾開胃、調和氣血、改善臟腑功能的目的。

3.刮具與刮法

(1)常用刮具

目前醫療部門常用的刮具是動物角質刮板，如羚羊角、水牛角等，尤以水牛角常用，有市售成品。具體規格要根據刮拭的部位，製成不同的邊和弧度及不同的厚薄、大小不一的刮板。在刮痧時，術者右手持刮板，在特定的部位上，邊蘸介質、邊刮抹，至皮膚出現「痧痕」（局部潮紅、紫紅或紫黑色瘀斑，或小點狀紫紅色疹子）為度。

用手指代刮具。手指相對用力，做捏、擠、提、點、按等動作也是一種刮痧方式，稱為撮痧法。

此外還有木質、竹質、硬幣等器具也可以作為刮具。

(2)介 質

為減少刮痧時的阻力，避免皮膚擦傷和增強療效，施術時要選用適當的介質。

液體：通常用冷開水、溫開水、白酒、植物油，如芝麻油、菜籽油、豆油、香油等。

固體：常用的有凡士林、面霜、板油等。

藥劑：採用中藥提煉濃縮調配而成，具有活血化瘀作用。如用當歸、紅花、川芎、桃仁、乳香、沒藥等製成油

劑具有活血化瘀之功。

4.操作方法

（1）術前準備

放鬆：術前令患者休息10min左右，做到身心放鬆。

消毒：施術部位用熱毛巾擦洗乾淨，再進行常規消毒。刮具也要進行煮沸消毒或高壓蒸汽消毒，或用1：100新潔爾滅溶液消毒。

體位：根據治療部位採取舒適的體位，並儘量將治療部位暴露於外。當病人疲勞時，可以讓其做完一種體位的刮痧後，休息數分鐘後再進行刮治。

（2）選　穴

選準穴位或經絡、皮部。不過，因刮痧的面積寬，不至於像針灸時要求那麼嚴，而是經、穴不離面，在其中即可，但是也不能離之過偏。

（3）操作與要求

①以右手拿刮具，靈活地運用腕力和臂力，切忌蠻力。刮具的鈍緣與皮膚之間的角度以45°為宜，不可成推、削之勢。

②刮治時用力要均勻、適中，由輕到重（不可忽輕忽重），以患者能忍受為度。刮拭面儘量拉長。刮痧時要順著一個方向刮，不要來回刮，皮下出現微紫紅或紫黑痧點、斑塊即可。

③對於疾病的治療，一般都要一邊蘸取介質，一邊刮拭，邊蘸邊刮，直至出現痧痕。一般刮處皮膚呈現紫黑色

時為病重，應多刮；如刮處皮膚鮮紅或不易刮出痧痕為病輕，應少刮。初次刮痧，不可強求出痧，不明顯也可以。

④保健刮痧多輕刮，可以不用介質。

⑤一般刮治數分鐘後，凡有病源之處，其體表刮拭皮膚會出現痧痕（紅紫或黑紫色的瘀點、瘀斑），刮出的痧痕一般3～7天後才會消失。有痛感無痧痕則無病灶。在刮治2至3天內刮拭部位仍會有痛感，這是正常反應。

⑥治療完畢之後，讓病人休息一會兒，再飲用一些白開水，即會感到異常輕鬆和舒暢。

（4）刮痧的順序與方向

①刮拭順序： 刮拭經絡腧穴的一般順序是從上到下、由內到外、從左到右。

②刮拭方向： 應反覆按同一方向刮拭，不要來回刮拭。同一方向是：由上而下、由內到外、由左到右。

（5）刮痧時間

用瀉刮或平補平瀉手法進行刮痧，每個部位一般刮拭時間為3～5min以內；用補刮手法每個部位刮拭時間為5～10min。通常一個患者，選3～5個部位。對一些不出痧或出痧較少的患者，不可強求出痧。此時，還應根據患者的年齡、體質、病情、病程及刮痧的施術部位而靈活掌握刮拭時間。

對於保健刮痧無嚴格的時間限制，以自我感覺滿意、舒服為原則。兩次刮痧的時間需間隔3～6天，以皮膚上痧退（即痧斑完全消失）為準。

一般3～5次為一療程。

（6）刮痧後的處理

刮痧後一般不需進行特殊處理。用乾淨手紙或毛巾將刮拭部位刮痧疏經活血劑拭乾即可。亦可用手掌在刮拭部位進行按摩，使活血劑被皮膚充分吸收，可增加療效。刮痧出痧後最好讓患者飲一杯溫開水（最好為淡糖鹽水），休息15～20min即可離開。

5.刮痧注意事項

（1）適應證

凡針灸按摩適用之疾病均可以用刮痧治療。

①**內科**：便秘、失眠、鬱證、肥胖、神經衰弱、面癱、貧血、消化道潰瘍、胃下垂等。

②**婦科**：月經不調、崩漏、閉經、痛經、帶下病、盆腔炎、更年期綜合徵等。

③**皮膚科**：痤瘡、過敏性皮炎、蕁麻疹、皮膚瘙癢症、黃褐斑、脂溢性皮炎等。

④**眼科**：瞼腺炎、瞼緣炎、淚囊炎、近視等。

⑤**五官科**：鼻炎、慢性咽炎、口瘡、牙痛等。

⑥**保健美容**：皮膚保健、減肥、養神、促進消化、增強新陳代謝。

（2）禁忌證

①孕婦的腹部、腰骶部，婦女的乳頭禁刮。

②有出血傾向的疾病如白血病、血小板減少等需慎刮（即只能用輕手法刮拭，不要求出痧）。

③皮膚高度過敏，皮膚病如皮膚上破損潰瘍，瘡的瘡

頭，新鮮或未癒合的傷口，或外傷骨折處禁刮。

④久病年老、極度虛弱、消瘦者需慎刮（即只能用輕手法保健刮拭）。

⑤病人患有重度的心臟病出現心力衰竭者，腎臟病出現腎功能衰竭者，肝硬化腹水者的腹部，全身重度浮腫者，禁忌刮痧。

⑥大血管顯現處禁用重刮，可用棱角避開血管用點按輕手法刮拭。下肢靜脈曲張、下肢浮腫的患者，刮拭方向應從下向上刮拭，用輕手法。

⑦醉酒、過饑、過飽、過渴、過度疲勞者禁刮，以免出現暈刮現象。

（3）注意事項

①前一次刮痧部位的痧斑未退之前，不宜在原處進行再次刮拭出痧。再次刮痧時間需間隔3～6天，以皮膚上痧退為標準。

②刮痧治療時應注意室內保暖，尤其是在冬季應避寒冷與風口。夏季刮痧時，應避免風扇直接吹刮拭部位。若有暈刮者，應停止刮痧，讓其平臥，休息片刻。若不緩解可指按百會、內關、湧泉等腧穴。

③刮痧後，患者應休息片刻，適量飲用溫開水或薑湯。刮痧出痧後30min以內忌洗涼水澡。

④冬季或天氣寒冷時刮痧時間宜稍長，夏季或天氣熱時則刮痧時間宜縮短。

分　論

　　下面一一介紹十二正經和奇經八脈，以及十二正經和任督二脈的穴位和部分奇穴。對此，我也猶豫了很多，是把所有的361個十四經穴都介紹了？還是就介紹臨床常用的穴位？最終我覺得本書並不是教材，自己對361個穴位也不是每個都有體會，這本書的目的，也是讓中醫愛好者對穴位能有個粗淺的認識。臨床上不常用的穴位也沒有必要介紹，如果大家需要深入研究，可以找大學教材。

　　在這裏我只對臨床上常用的穴位，尤其是我自己心裏有深刻體會的穴位進行介紹。實際上，掌握了這些穴位，已經足夠使用了。作為一個一直從事針灸工作20餘年的臨床醫生，其實我自己對有些穴位也很少用，甚至從來沒有用過，所以我想中醫愛好者們看這本書，學習經絡穴位已經足夠了。

一、十二經脈及其腧穴

(一)手太陰肺經

雖然說十二正經循環往復，如環無端，但是總有個開始。肺經就是十二正經的起點，所以有「肺朝百脈」之說。古時候摸脈，要摸好多地方，不是單單摸橈動脈就可以了。後來為了方便起見，大部分情況下，單單從肺經上的「寸口脈」來判斷疾病，有一部分也是因為肺經是十二正經起點的緣故。

◆ 經脈循行

《靈樞‧經脈》：「肺手太陰之脈，起於中焦，下絡大腸，還循胃口，上膈屬肺。從肺系，橫出腋下，下循臑內，行少陰、心主之前，下肘中，循臂內上骨下廉，入寸口，上魚，循魚際，出大指之端。其支者：從腕後，直出次指內廉，出其端。」

手太陰肺經起始於中焦，下行聯絡於大腸，繞回來後經胃口處，穿行過橫膈，屬於厥陰經的前方，再向下至肘窩處，經前臂內前緣，進入至寸口，然後沿魚際，經其邊緣，從拇指內側末端出。其支脈：從腕後列缺處分出，一直沿示指內側至指端出（見圖2-1）。

◆ 主治概要

肺經有11個穴位，主治咳、喘、咯血、咽喉痛等與

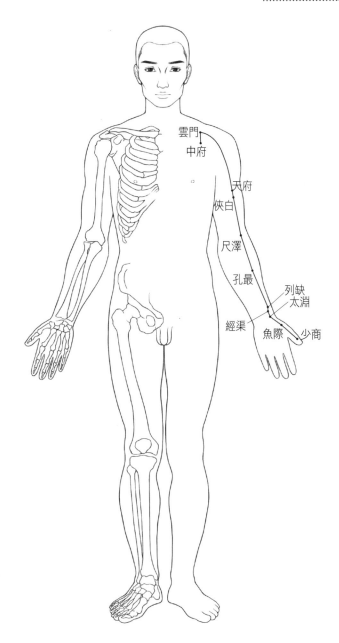

雲門
中府
天府
俠白
尺澤
孔最
列缺
太淵
經渠
魚際
少商

圖2-1 手太陰肺經脈循行示意圖

肺臟有關的疾患，以及經脈循行經過部位的其他病症。肺司呼吸，主一身之氣，外與皮毛相合，上與咽喉相通。肺為嬌臟，惡寒畏火。其病機是肺氣的宣降失常，肺失清肅。肺與脾、腎、大腸的關係密切，與大腸互為表裏。

◆**本經腧穴**

1. 中府（LU 1）肺之募穴

【定位】在胸外上方，前正中線旁開6寸，平第一肋間隙處（見圖2-2）。

【主治】①咳嗽，氣喘，胸痛；②肩背痛。

【體會】向外斜刺或平刺0.5～0.8寸，不可向內深刺，以免傷及肺臟，引起氣胸。中府穴我常常用來按摩或者拔罐，針刺很少用，因為它是肺的募穴，所以主要是用來治療咳嗽氣喘，但是因為在胸前，要是針刺的話需要暴露，容易著涼，所以大多數患者拔火罐，後可以用紅外線照射，效果良好。另外中府穴也可以用於自我保健，用對側的中間三指，輕輕按摩，提高呼吸系統的抵抗力。如果是容易感冒或者哮喘、慢性支氣管炎患者都可以按照這種方法，每天按揉中府穴3min。

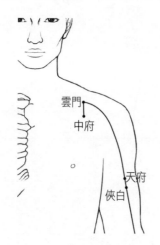

雲門
中府
天府
俠白

圖2-2　手太陰肺經肩部穴位示意圖

2. 尺澤（LU 5）合穴

【定位】在肘橫紋中，肱二頭肌腱橈側凹陷處（見圖2-3）。

【主治】①咳嗽、氣喘、咳血、咽喉腫痛等肺疾；②急性吐瀉，中暑，小兒驚風。

【體會】直刺0.8～1.2寸，或點刺出血，尤其用於治療急性咽喉腫痛及急性吐瀉、中暑、小兒驚風等。尺澤穴我用得不多，需要提出的是，點刺放血時一般找的是尺澤穴附近的血絡或是靜脈，而不是正好尺澤穴處。另外尺澤穴還有一個特殊用法，就是能夠治療急性胃腸炎。如果出現急性胃腸炎，可以在尺澤處按揉、針刺、放血，都可以取得一定療效。

3. 孔最（LU 6）郄穴

【定位】尺澤穴與太淵穴連線上，腕橫紋上7寸處（見圖2-3）。

【主治】①咳血，咳嗽，氣喘，咽喉腫痛；②前臂痙攣疼痛；③痔。

【體會】直刺0.5～1寸。孔最我用得很多，多用於咳嗽較重較急的患者。前兩個月，我治療一個證券公司的經理，患者咳嗽已3個月，還是每晚咳嗽咳醒，極其痛苦。治療時，我沿著肺經尋找反應點，到孔最穴時，有明顯的壓痛，局部摸上去很飽滿，針刺後針感明顯。

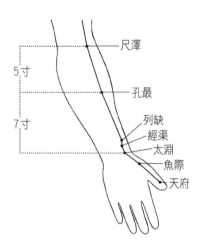

圖2-3　手太陰肺經臂部穴位示意圖

行瀉法，留針40min，治療了1次症狀就明顯改善，治療5次後痊癒。

4. 列缺（LU 7）絡穴；八脈交會穴（通於任脈）

【定位】橈骨莖突上方，腕橫紋上1.5寸，當肱橈肌與拇長展肌腱之間（見圖2-3）。簡便取穴法：兩手虎口自然平直交叉，一手示指按在另一手橈骨莖突上，指尖下凹陷中是穴。

【主治】①咳嗽，氣喘，咽喉腫痛；②頭痛、齒痛、頸部僵硬、口眼歪斜等頭項疾患。

【體會】向上斜刺0.5～0.8寸。列缺這個穴位我的體會較深，這是我很早就開始用的穴位。因為它位置特殊，取穴方法特殊，名字特殊，又是特定穴，大家一定要記清楚了。列缺的針感不是很強，我記得大學時剛剛學會針刺，就用列缺體會過針感，有微微的酸脹感，為了加強針感，我就用「刮」法，用示指輕輕刮針柄，當時有一股清涼的感覺就沿著肺經慢慢向上。當然這種感覺是可遇而不可求的，不是每一次都能夠碰到。列缺主要用於乾咳，取穴就用上面的簡便取穴法最方便了，兩手虎口自然平直交叉，一手示指按在另一手橈骨莖突上，可以摸到示指指尖所指的位置有一道「縫隙」，針刺時就是沿著這道縫隙往斜上方扎。這也是這個穴位為什麼叫「列缺」的原因，列缺就是閃電的意思，這個穴位就像一道閃電，呈細長形。

5. 經渠（LU 8）

【定位】橈骨莖突與橈動脈之間凹陷處，腕橫紋上1寸（見圖2-3）。

【主治】①咳嗽，氣喘，胸痛，咽喉腫痛；②手腕痛。

【體會】避開橈動脈，直刺0.3～0.5寸。經渠用得更少，因為它緊挨著橈動脈，不容易扎，本身肺經疾病也可以用其他穴位來代替，只有在局部疼痛時才用。但是它是五輸穴中的「經穴」，所以在此就稍微介紹一下。

6. 太淵（LU 9）輸穴；原穴；八會穴之脈會

【定位】在掌後腕橫紋橈側，橈動脈的橈側凹陷中（見圖2-3）。

【主治】①咳嗽，氣喘；②無脈症；③腕臂痛。

【體會】避開橈動脈，直刺0.3～0.5寸。太淵穴是一定要介紹的，雖然針灸臨床上用得也不多，但是太淵穴就是我們中醫摸脈的地方。它是八會穴的脈會，還是肺經的輸穴和原穴。痰濕較重的咳嗽，我們可以用太淵。太淵穴緊挨著橈動脈，所以並不容易扎好，也不容易扎出感覺，而對於自己按摩保健是一個很好的穴位。從五行補瀉上看，太淵是肺經的輸穴，五行屬於土，輕柔按摩太淵穴，屬於「培土生金」，對於肺氣虛，容易感冒，或者胸悶氣短，咳嗽日久不癒的都有良好效果。

7. 魚際（LU 10）滎穴

【定位】第1掌骨中點，赤白肉際處（見圖2-3）。

【主治】①咳嗽，咳血；②咽乾，咽喉腫痛，失聲；③小兒疳積。

【體會】直刺0.5～0.8寸。治小兒疳積可用割治法。魚際也是常用穴位，主要用於咽痛咳嗽，因為它清熱解毒

力量較好，所以我們常用於感冒初期咽痛較重的患者。

8. 少商（LU 11）井穴

【定位】拇指橈側指甲角旁0.1寸（見圖2-3）。

【主治】①咽喉腫痛，鼻衄；②高熱，昏迷，癲狂。

【體會】淺刺0.1寸，或點刺出血。我對於少商這個穴很有感情，很早就開始頻繁使用。記得大四的時候學校紅十字會組織去北京郊縣懷柔義診，同行的一個中藥學院的女生突發咽炎，嗓子乾啞疼痛，我給她雙側的少商和商陽穴點刺放血，當時症狀立減，第二天她就基本好了。去年大學同學畢業二十年聚會，我們班一部分同學聚會後去西藏，她也參加進來，在微信群裏都一眼認出對方，看來還記得我二十年前放的那次血。

有人怕痛「捨不得」放血，也可以自己用指甲掐，也有一定的效果。少商和商陽除了治療咽痛，還可以治療發熱、昏迷。我們在植物人促醒時，通常會針刺四肢的井穴，都能看見患者有較明顯的反應。

（二）手陽明大腸經(Large Intestine Meridian of Hand–Yangming, LI)

◆ 經脈循行

【原文】

《靈樞·經脈》：「大腸手陽明之脈，起於大指次指之端，循指上廉，出合谷兩骨之間，上入兩筋之中，循臂上廉，入肘外廉，上臑外前廉，上肩，出髃骨之前廉，上出於柱骨之會上，下入缺盆，絡肺，下膈，屬大腸。其支

者：從缺盆上頸，貫頰，入下齒中；還出挾口，交人中
——左之右、右之左，上挾鼻孔。」

手陽明大腸經起於示指末端，沿示指橈側向上，由合
谷處第1、第2掌骨之間，上行進入拇長伸肌腱與拇短伸
肌腱的凹陷處，經前臂前方，至肘部外側，再沿上臂外側
前緣，上行至肩部，沿肩峰前緣，向上出於頸椎三陽經聚
會處，之後向下進入鎖骨上窩，聯絡肺臟，向下經橫膈，
屬於大腸。其支脈：從鎖骨上窩上行走於頸部，經面頰，
進入到下齒齦中，繞回來到上唇，交於人中，左脈向右，
右脈向左，向上至鼻孔兩側（見圖2-4）。

◆ **主治概要**

本經有20個腧穴，主治頭面五官疾患、熱病、皮膚
病、腸胃病、神志病等及經脈循行部位的其他病症。大腸
經和肺經相表裏，所以可以治療皮膚病，大腸為傳導之
官，傳導糟粕，上絡於肺、齒齦，其病機是傳導功能失
常。大腸與肺、脾、胃的功能密切相關。

◆ **本經腧穴**

1. **商陽（LI 1）井穴**

【定位】示指橈側指甲角旁0.1寸（見圖2-5）。

【主治】①齒痛，咽喉腫痛等五官疾患；②熱病，昏
迷。

【體會】淺刺0.1寸，或點刺出血。商陽和少商用法
用途都差不多，我就不再多說了。在這裏我說說關於井穴
的取穴。上大學之前，看了金庸的《天龍八部》，其中的
六脈神劍，段譽手一指，時靈時不靈，都以為這六脈神劍

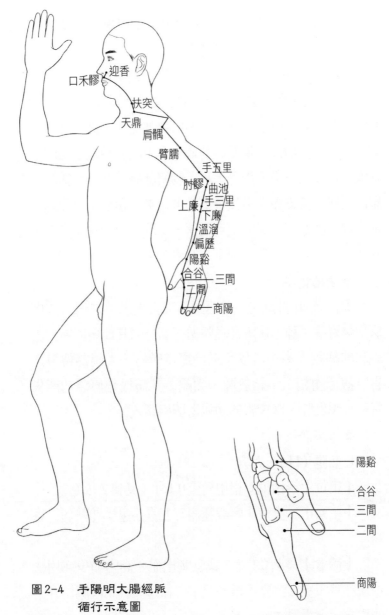

圖2-4　手陽明大腸經脈
　　　　循行示意圖

圖2-5　手陽明大腸經手部
　　　　穴位示意圖

是從手指尖發出來的。但是實際上手三陰手三陽經的井穴，除了中衝穴，其他都不在手指尖，而是在指甲角旁0.1寸，大家可以試試看這樣發六脈神劍是不是很彆扭，要蜷著手指才能找準方向！當然鑒於金大俠的故事引人入勝，我們就不要吹毛求疵了。

2. 二間（LI 2）滎穴

【定位】微握拳，當示指橈側第2掌指關節前凹陷中（見圖2-5）。

【主治】①鼻衄、齒痛等五官疾患；②熱病。

【體會】直刺0.2～0.3寸。對於二間我用的唯一體會就是瀉熱，胃腸道的熱引起的口渴、口臭、牙痛。其他很少用到。

3. 三間（LI 3）輸穴

【定位】微握拳，在示指橈側第2掌指關節後凹陷處（見圖2-5）。

【主治】①齒痛，咽喉腫痛；②腹脹，腸鳴。

【體會】直刺0.3～0.5寸。三間這個穴位和二間類似。但是這裏要提出來的是，有一個特殊取穴法——第2掌骨全息穴位（見圖2-6）。第2掌骨穴位群分布於掌背的第2掌骨橈側面，從掌骨頭後凹陷處開始一直到掌骨基底部——沿著示指指背的根部輕輕往下推至靠近腕部，就能非常清晰地摸到一根硬硬的骨頭，這就是第2掌骨。依次分布有頭、頸、上肢、肺心、肝、胃、十二指腸、腎、腰、下腹、腿、足12個穴區。在頭穴與足穴之間的中點為脾胃穴；頭穴與胃穴的中點為心肺穴；將頭與肺心之間

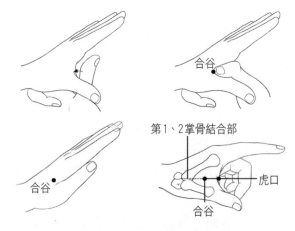

第1、2掌骨結合部

虎口

合谷

圖2-6　合谷穴位置示意圖

作三等分，其間分別為頸和上肢；心肺穴和脾胃穴中點為
肝膽穴；將胃與足之間作六等分，其間分別為十二指腸、
腎、腰、下腹、腿穴。心肺穴和頭穴中間是肩頸穴，脾胃
和腳的中間是腎臟穴，脾胃與腎臟再分二分之一為腰腹
穴，腎和腳穴二分之一處分為下肢穴。這個穴位群可以用
手指掐揉，身體的哪個部位有問題，就可以在相應的區域
進行按摩。

4.合谷（LI4）原穴

【定位】在手背，第1、2掌骨間，當第2掌骨橈側的
中點處（見圖2-5）。簡便取穴法：以一手的拇指指骨關
節橫紋，放在另一手拇、示指之間的指蹼緣上，當拇指尖
下是穴。又名虎口。

【主治】①頭痛、目赤腫痛、鼻衄、齒痛、口眼歪
斜、耳聾等頭面五官諸疾；②諸痛證；③胃腸病；④熱
病，無汗，多汗，經閉，滯產。

【體會】直刺0.5～1寸，針刺時手呈半握拳狀。孕婦不宜針。合谷穴是個大穴，所謂大穴，就是用途廣、作用強、針感強，臨床上常常被使用。之前講的所有穴位都沒有合谷穴常用。諸位讀者估計大多聽說過合谷穴。臨床上最常用合谷的大概有面癱、胃腸病、牙痛。切記刺激合谷穴會導致流產，所以對孕婦是禁止用的。

記得當年大學時參加軍訓，我得了齲齒，牙痛得很厲害。因為軍訓在河北一個縣郊，軍營前不著村，後不著店的，看病很麻煩，我就想著能挺就挺過去，反正總共就一個月，疼起來就使勁掐合谷。剛開始能夠有所緩解，但是治標不治本啊，最終沒有扛過去，還是請假補牙去了。所以我們也要知道，針灸止痛是有它的侷限性的，它以調節為主，最終是要找到致痛原因才能夠解決問題。合谷治療牙痛，主要也是治療上火引起的牙痛，因為合谷本身有清熱瀉火的功效，而對於齲齒還是力所不能及也。

5. 手三里（LI 10）

【定位】在陽谿穴與曲池穴連線上，肘橫紋下2寸處（見圖2-7）。

【主治】① 手臂無力；②腹痛，腹瀉；③齒痛，頰腫。

【體會】直刺 0.8～1.2寸。對於偏歷、溫溜來說，我更喜歡用手三里，主要是手三里容易扎

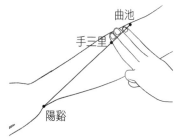

圖2-7　手陽明大腸經下
臂部穴位示意圖

出針感來，雖然它不是特定穴，但是對於局部疾病的治療，效果良好，比如前臂疼痛、橈神經損傷、中風偏癱等。

6. 曲池（LI 11）合穴

【定位】屈肘成直角，在肘橫紋外側端與肱骨外上髁連線中點（見圖2-7）。

【主治】①手臂痹痛，上肢不遂；②熱病，高血壓，癲狂；③腹痛，吐瀉；④五官疼痛；⑤蕁麻疹，濕疹，瘰癧。

【體會】直刺0.5～1寸。曲池在大腸經中的作用僅次於合谷，作為大腸經的合穴，治療腹痛、腹瀉很常用。曲池還用於退熱，有一次回老家，太熱了，沒有空調，午睡時我直接把席子鋪在地上睡了，結果起來後頭痛得要命，一量體溫39℃，家裏沒有備用的藥，針我倒是隨身帶著，就給自己扎了曲池和合谷，退到38℃，可是沒過多久體溫又重新升高，還是媽媽去河邊採了草藥，用水煎後連喝了四五杯，出了好幾身汗，霍然而癒。媽媽嘲笑我說你這個正經科班學醫的不如我這半個草藥郎中。

其實感冒針灸效果也是可以的，除了曲池、合谷，風池是一定要扎的，大椎放血的退熱效果比其他穴位都要好。背後膀胱經走罐更是治療感冒必須使用的手段。曲池還可以治療高血壓，一般當患者出現臨界高血壓時，我就建議他自己每天按摩曲池、合谷、豐隆、太谿、湧泉，然後結合耳穴治療，往往血壓就逐漸恢復正常了。另外曲池還可以用來治療濕疹、過敏性蕁麻疹等。

7. 臂臑（LI 14）

【定位】在曲池穴與肩髃穴連線上，曲池穴上7寸，三角肌止點處（見圖2-8）。

【主治】①肩臂疼痛不遂，頸項拘攣；②瘰癧；③目疾。

【體會】直刺或向上斜刺0.8～1.5寸。臂

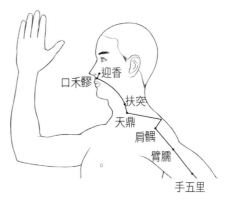

圖2-8　手陽明大腸經上臂、頜、面部穴位示意圖

臑和肩髃都是治療肩周炎的常用穴，臂臑在三角肌止點處，三角肌主要負責肩關節外展，所以肩關節外展或者內收出現疼痛時都可以考慮針刺臂臑。臂臑還可以用於治療「瘰癧」，相當於現在的淋巴結腫大，這方面我沒有經驗，北京針灸名家王樂亭前輩用六寸金針曲池透刺臂臑治療頸部淋巴結核，有奇效。

8. 肩髃（LI 15）

【定位】肩峰端下緣，當肩峰與肱骨大結節之間，三角肌上部中央。臂外展或平舉時，肩部出現兩個凹陷，當肩峰前下方凹陷處（見圖2-8）。

【主治】①肩臂攣痛，上肢不遂；②蕁麻疹。

【體會】直刺或向下斜刺0.8～1.5寸。肩周炎宜向肩關節直刺，上肢不遂宜向三角肌方向斜刺。肩髃是臨床上很常用的穴位，肩周炎必選，但是它的作用單一，主要針對穴位局部病症進行治療。

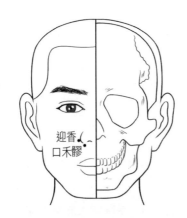

圖2-9　迎香穴、口禾髎穴
位置示意圖

9. 口禾髎（LI 19）

【定位】在上唇部，水溝穴旁0.5寸，當鼻孔外緣直下（見圖2-9）。

【主治】①鼻塞，鼽衄；②口歪，口噤。

【體會】直刺或斜刺0.3～0.5寸。口禾髎臨床上也常用，用於治療面癱，位於上唇方肌止端，對於上唇力量沒有恢復的患者，必選。這個穴位從解剖位置上看，分布有面神經、三叉神經第二支下支與眶下神經的吻合叢，所以有時候三叉神經痛也經常會針刺此穴。三叉神經痛是個很令人頭痛的病，患者痛苦，醫生也很無奈。最常用的治療方法就是服用卡馬西平，卡馬西平不良反應較強，有一部分人耐受不了，還有一部分人吃了也控制不住，所以會尋求中醫針灸治療。針灸治療效果良好，但是也很容易反覆。我的經驗是局部取穴很重要，遠端取穴也不可少。只有這樣才能很好地控制病情，遠端取穴主要是瀉肝膽之火，所以三叉神經痛和情緒關係很大，生氣、精神緊張都會誘發。

10. 迎香（LI 20）

【定位】在鼻翼外緣中點旁開約0.5寸，當鼻唇溝中（見圖2-9）。

【主治】①鼻塞，鼽衄；②口歪；③膽道蛔蟲症。

【體會】略向內上方斜刺或平刺0.3～0.5寸。對於迎香治療膽道蛔蟲症我沒有經驗，但是在以前蛔蟲病高發時，據說經常使用。我們用迎香主要用於面癱，往往是迎香穴和口禾髎作為一組，接電針，可以提上唇，因為迎香穴也在上唇方肌中。但是面癱治療後期不建議這樣使用，尤其是當鼻唇溝恢復後不要使用，以免出現「面肌倒錯」。我在門診看到很多其他地方治療已經好幾個月後的面癱，都出現或多或少的「倒錯」現象：就是不做表情時看上去面癱的那一側鼻唇溝反倒比正常側深，患者自己也覺得面癱這側更緊。但是一有表情時，嘴還是向健側歪，這種情況治療起來就非常棘手。當然這也不單單是因為過度刺激迎香和口禾髎所引起，面神經損傷較重，沒有及時恢復是其產生的根本原因。對於迎香穴我用的最得心應手的疾病是鼻炎。急性鼻炎不用說，大多能立竿見影；慢性鼻炎尤其是過敏性鼻炎是公認的難治性疾病，我用迎香和上迎香為主穴治療好很多病人。迎香，顧名思義用於治療鼻塞不通，大家也可以自己按摩保健：可以沿鼻唇溝，用自己的示指從迎香穴往上迎香穴擦，擦紅為止。

(三)足陽明胃經(Stomach Meridian of Foot Yang–ming, ST)

◆經脈循行
【原文】

《靈樞・經脈》：「胃足陽明之脈，起於鼻，交頞中，旁約太陽之脈，下循鼻外，入上齒中，還出挾口，環

唇，下交承漿，卻循頤後下廉，出大迎，循頰車，上耳前，過客主人，循髮際，至額顱。

「其支者：從大迎前，下人迎，循喉嚨，入缺盆，下膈，屬胃，絡脾。

「其直者：從缺盆下乳內廉，下挾臍，入氣街中。

「其支者：起於胃口，下循腹里，下至氣街中而合。以下髀關，抵伏兔，下膝髕中，下循脛外廉，下足跗，入中指內間。

「其支者，下膝三寸而別，下入中指外間。「其支者：別跗上，入大指間，出其端。」

足陽明胃經起於鼻翼兩側，至鼻根處，交會於足太陽經，下行循鼻部外側，進入至上齒齦中，從口中出來後環繞嘴唇，下行交會於承漿部，後沿腮部後下方，從大迎處出，循頰車，上行至耳前，經過足少陽經的上關，從髮際，到達前額處。

面部支脈：從大迎前向下經人迎，循行喉嚨，進入鎖骨上窩處，下行經橫膈，屬於胃，聯絡於脾。其直行的脈：從缺盆處向下至乳頭，再向下經肚臍旁，進入氣衝中。胃部支脈：起於胃下口，向下沿腹里會合於氣衝，之後向下經髀關，至伏兔，再下行經膝蓋及脛骨外前緣，沿足跗背部，進入足第2趾外側端。脛部支脈：從膝下三寸處分出，向下進入足中趾外側端。足跗部支脈：從足跗上出，進入足大趾內側，從趾端出（見圖2-10）。

◆ **主治概要**

本經腧穴主治胃腸病、頭面五官病、神志病、皮膚

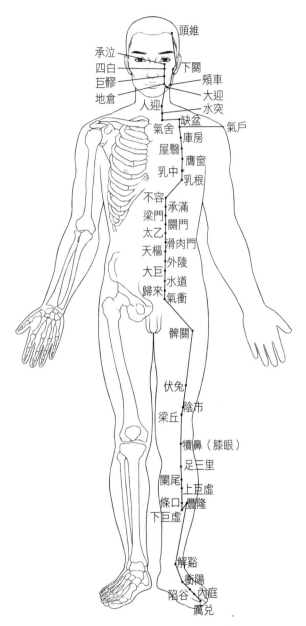

圖2-10　足陽明胃經脈循行示意圖

病、熱病及經脈循行部位的其他病症。胃司納穀，以下行為順，脾胃對飲食物有受納、腐熟、消化吸收、轉輸的功能。其功能失職，升降機能反常，即出現病症。

◆ 本經腧穴

1. 承泣（ST 1）

【定位】目正視，瞳孔直下，當眼球與眶下緣之間（見圖 2-11）。

【主治】①目疾；②口眼歪斜，面肌痙攣。

【體會】以左手拇指向上輕推眼球，緊靠眶緣緩慢直刺 0.5～1.5 寸，不宜提插，以防刺破血管引起血腫。由於眼眶內空間大、組織疏鬆、血管密布，所以容易出血，而且出血後往往容易往眼球內部滲透，出現「熊貓眼」，出針時最好按壓 3～5min，以防出血。這種進針方法和出針處理適用於所有眶內穴位，如睛明穴和球後穴。承泣穴在眶下緣上方，眼輪匝肌中，深層眶內有眼球下直肌、下斜肌，所以我們治療不同的疾病，針刺的深淺也不同，像面肌痙攣，針刺最淺，僅僅刺在皮下肌肉淺層；口眼歪斜刺在眼輪匝肌上，比前者稍深；眼肌麻痺、近視眼，就更深一些；如果是視神經、視網膜病變，則更深，要將近 1.5寸。出血主要集中在後兩種情況。針刺承泣穴時一定要問清楚，患者是不是正在服用抗凝藥或者本身凝血功能有問題。有一次我也是麻痺大意，只問了是不是吃抗凝藥或者活血化瘀藥了，沒想到患者本身凝血功能有問題，結果拔針後出血明顯，血腫一個月後才逐漸下去，給了我深刻教訓。但是一些眼科疾病，往往會用擴血管藥和活血藥，所

以針刺承泣時一定要和患者溝通好，告知針後很容易出血，一定要按壓好，出血也不要怕，大部分就是會形成「熊貓眼」，一兩週就好了，不會影響視力。

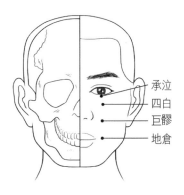

圖2-11 足陽明胃經頭面部穴位示意圖一

2. 四白（ST 2）

【定位】目正視，瞳孔直下，當眶下孔凹陷處（見圖2-11）。

【主治】①目疾；②口眼歪斜，三叉神經痛，面肌痙攣；③頭痛，眩暈。

【體會】直刺或微向上斜刺0.3～0.5寸，不可深刺，不可過度提插捻轉。四白穴就在眶下孔處，眼輪匝肌和上唇方肌之間；有眶下神經。不過眶下孔不是那麼容易刺中的，也沒有必要正好扎進去，不然容易損傷神經。我主要用它來治療眼疾。我們中學生時代天天做的眼保健操就有一節「揉按四白穴」，可以用示指在眶下孔處摸到一個凹陷，按上去有酸脹感覺。大家看電腦、手機時間長了，可以按摩按摩此穴，緩解用眼疲勞。

3. 地倉（ST 4）

【定位】口角旁約0.4寸，上直對瞳孔（見圖2-11）。

【主治】①口角歪斜，流涎；②三叉神經痛。

【體會】斜刺或平刺0.5～0.8寸，可向頰車穴透刺。

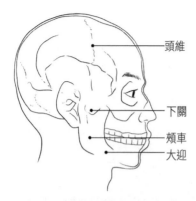

頭維

下關

頰車

大迎

圖2-12　足陽明胃經頭面部
　　　　穴位示意圖二

地倉穴在口輪匝肌中，深層為頰肌，所以它是治療面癱口眼歪斜的常用穴。有時候不明原因的口角流涎也可以用這個穴位。

4. 頰車（ST 6）

【定位】在下頜角前上方約1橫指，按之凹陷處，當咀嚼時咬肌隆起最高點處（見圖2-12）。

【主治】①齒痛，牙關不利，頰腫；②口角歪斜。

【體會】直刺0.3～0.5寸，或平刺0.5～1寸。頰車在下頜角前方，位於咬肌上，布有耳大神經、面神經及咬肌神經。地倉透頰車是自古以來經典的治療面癱的方法，但是我們知道頰車位於咬肌上，也就是我們說的牙關緊閉時最隆起最硬的地方，咬肌不是表情肌，屬於咀嚼肌，而面癱主要是表情肌無力，並不影響咀嚼肌，所以從現代解剖學的角度看，針刺頰車沒有道理。

其實，認真分析發現，我們一般都是地倉透頰車，而不是頰車透地倉，實際上針刺的依然只是地倉穴，只是朝著頰車方向刺而已。我用頰車大多治療牙痛和下頜關節紊亂。牙痛時往往頰車處有壓痛點，而下頜關節紊亂大多是咀嚼肌出問題了。

5. 下關（ST 7）

【定位】在耳屏前，下頜骨髁狀突前方，當顴弓與

下頜切跡所形成的凹陷中。合口有孔，張口即閉，宜閉口取穴（見圖 2-12）。

【主治】①牙關不利，三叉神經痛，齒痛；②口眼歪斜；③耳聾，耳鳴，聤耳。

【體會】直刺0.5～1寸。留針時不可做張口動作，以免折針。下關穴和頰車穴一樣，我都是用於治療下頜關節紊亂和牙痛，對於口眼歪斜幾乎不會選這個穴位，而耳聾耳鳴一般選聽宮、聽會就沒法再選下關，因為下關要求閉口取穴，而聽宮、聽會要求張口取穴。這兩個穴位對耳聾耳鳴效果要更好一些，所以下關大多時候用於下頜關節紊亂。下頜關節紊亂是很常見的疾病，大多是受涼或者咬硬東西引起關節疼痛、炎症，出現微小錯縫，導致張嘴疼痛、有彈響感。可以口服芬必得等藥物消炎止痛，但是往往關節吻合不好，疼痛減輕但是依然有彈響，嘴張大困難。我自己就得過這種疾病，那還是上大學的時候，有一年冬天，可能是被風吹著了，又吃了硬東西，結果就張不開嘴了，一張大就痛。張嘴時看著下頜有點偏，當時沒有經驗，還以為是面癱了，去醫院看了下醫生說是下頜關節炎，養了好長時間，又找一個教推拿的老師給按了好幾回，吃了芬必得，慢慢好了。如果現在讓我治療，我就會選擇針灸。針刺下關、上關等穴位，主要目的就是鬆解下頜關節周圍肌肉韌帶，還能迅速止痛消炎。

6. 梁門（ST 21）

【定位】臍中上4寸，前正中線旁開2寸（見圖 2-13）。

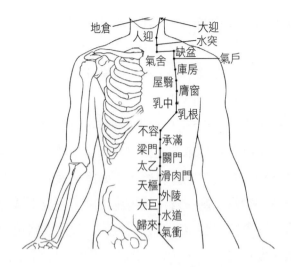

地倉　大迎　人迎　水突　缺盆　氣戶　氣舍　庫房　屋翳　膺窗　乳中　乳根　不容　承滿　梁門　關門　太乙　滑肉門　天樞　外陵　大巨　水道　歸來　氣衝

圖2-13　足陽明胃經頸、胸、腹部穴位示意圖

【主治】納少、胃痛、嘔吐等胃疾。

【體會】直刺0.8～1.2寸。過飽者禁針，肝大者慎針或禁針，不宜做大幅度提插。梁門是常用於胃腸道疾病的穴位，因為右側梁門深部就在肝下緣、胃幽門部。所以針刺不要太深了，尤其是肝脾腫大的患者，最好不要選擇此穴。

7. 天樞（ST 25）大腸募穴

【定位】臍中旁開2寸（見圖2-13）。

【主治】腹痛、腹脹、便秘、腹瀉、痢疾等胃腸病。

【體會】直刺1～1.5寸。天樞是大腸經的募穴，所以用天樞治療便秘、腹瀉療效很好。穴位的神奇從天樞可以略見一斑，便秘用它，腹瀉也用它，所以說穴位經絡在於「調節」兩個字，能補虛也能夠瀉實，能夠祛寒也能清熱，關鍵在於如何用它，用補法還是用瀉法。如果分不清

虛實寒熱，還可以用平補平瀉，同樣有療效。所以針灸通常情況下比藥物來說更加安全，只是易學而難精。記得我還在大四實習的時候，我們實習病房的衛生員拉肚子，好幾天沒有好，又輸了兩天液還是不行，後來我給她扎了天樞、足三里、上巨虛、三陰交，當天就好了。其實當時我使用針灸治病時間還不長，能夠取得很好的療效，無關乎我的醫術高明，只能說是經絡穴位的神奇。

8. 水道（ST 28）

【定位】臍中下3寸，前正中線旁開2寸（見圖2-13）。

【主治】①小腹脹滿，小便不利，疝氣；②痛經，不孕。

【體會】直刺1～1.5寸。水道這個穴位我也很喜歡使用，主要用於尿瀦留，這樣的病人我可能會診過成百上千例，盆腔手術後最容易出現，可以和任脈的中極穴配合使用。在這裏要提出的是水道穴的扎法，我一般是斜刺，針尖向著尿道方向，最好能夠出現針感向下傳導到尿道。當住院醫師的時候，我們病區對面是婦產科，婦產科的尿瀦留病人是最多的，尤其是婦科腫瘤切除加淋巴結清掃，大多會出現尿瀦留，經常請我們會診，有的很快就好了，有的治療起來就很困難，甚至要好幾個月。值得一提的是水道其實不僅治療小便困難，還治療男科的陽痿早洩，針刺方法和治療尿瀦留方法一樣，針感要求一定要到達尿道。我用水道、關元、八髎、腎俞為主穴還治療過幾個特殊病例：不射精和逆行射精，都取得了不錯的療效。

9. 梁丘（ST 34）郄穴

【定位】屈膝，在髂前上棘與髕骨外上緣連線上，髕骨外上緣上3寸（見圖2-14）。

【主治】①膝腫痛，下肢不遂；②急性胃痛，乳癰，乳痛。

【體會】直刺1～1.2寸。梁丘是胃經的郄穴，所以最常見用於急性胃痛，如果沒有條件扎針，可以用手使勁掐，也能夠緩解疼痛。另外由於梁丘位於股四頭肌的外側頭的位置，對膝關節的作用很大，我曾經專門進行了對照試驗，對膝關節炎來說，選血海和梁丘比不選血海和梁丘療效要好得多。血海位於股四頭肌的內側頭。

在這裏說一句，股四頭肌對於膝關節的影響很大，通常治療膝關節炎，我都要求病人鍛鍊股四頭肌，動作也很簡單，就是直腿勾腳尖和在床上練直腿抬高。這是提高療

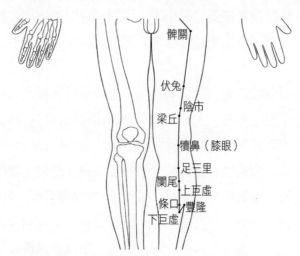

圖2-14　足陽明胃經頭腿部穴位示意圖

效和維持療效的最好辦法。

10. 犢鼻（ST 35）

【定位】屈膝，在髕韌帶外側凹陷中（見圖2-14），又名外膝眼。

【主治】膝痛，屈伸不利，下肢麻痺。

【體會】向後內斜刺0.5～1寸。這個穴位大家都知道，內外膝眼，就像牛的鼻孔一樣，中間的髕韌帶像牛的鼻中隔，所以稱外膝眼為犢鼻。膝眼是膝關節疾病最常用到的穴位。一般屈膝取穴，平躺的時候膕窩下最好墊上東西，這個體位可以使針尖順利地刺入關節腔，起到消炎止痛消腫的功效。

11. 足三里（ST 36）合穴；胃之下合穴

【定位】犢鼻穴下3寸，脛骨前嵴外一橫指處（見圖2-14）。

【主治】①胃痛、嘔吐、噎膈、腹脹、腹瀉、痢疾、便秘等胃腸諸疾；②下肢痿痺；③心悸，高血壓，癲狂；④虛勞諸證，為強壯保健要穴。

【體會】直刺1～2寸。強壯保健用，常用溫灸法。足三里可能是人盡皆知的穴位，在門診，還經常有人來找我用記號筆給他們點上足三里，回家自己按摩或者艾灸。「足三里抵一隻老母雞」的說法很多人都知道，說明足三里補氣作用強。足三里用來補氣時一般用的是艾灸而不是針刺，要是按摩的話，力量應當和緩輕柔。作為胃的下合穴，足三里是治療消化道疾病的最常用穴，無論是胃的實證還是胃的虛證，是腹脹嘔吐，還是便秘腹瀉，都可以使

用。另外也可以用來治療下肢疼痛無力等局部病。我們說「治痿獨取陽明」，治療中風偏癱、截癱等下肢肌肉無力的疾病，足三里是最常使用的穴位。還需要注意的是足三里的針刺方法，一般都是直刺，大部分情況下針感向下傳導，因為中醫認為「胃以降為順」，所以我們在一般情況下就這樣治療就好了。胃痛的時候還可以用另外一種刺法，就是按住足三里的下方，針尖向上，使得針感向上傳導，最好是能到胃，這叫「氣至病所」。大家要是按摩足三里的話，一定注意足三里穴位是否飽滿，如果飽滿可以按摩力量重點；如果足三里穴位處凹陷，沒有彈性，應當和緩輕柔，這才能起到補益的作用。

12. 上巨虛（ST 37）大腸下合穴

【定位】在犢鼻穴下6寸，足三里穴下3寸（見圖2-14）。

【主治】①腸鳴、腹痛、腹瀉、便秘、腸癰等腸胃疾患；②下肢痿痹。

【體會】直刺1～2寸。上巨虛也很常用，用於腹瀉和便秘，也可以用於局部的下肢麻木無力。在這兩點上和足三里穴位用途類似，但是足三里的治療範圍基本是涵蓋了整個消化道疾病，上巨虛主要用於大腸疾病，很多時候和天樞穴配合使用。另外，足三里補虛的作用是上巨虛所不具有的。

13. 條口（ST 38）

【定位】上巨虛穴下2寸（見圖2-14）。

【主治】①下肢痿痹，轉筋；②肩臂痛；③脘腹疼

痛。

【體會】直刺1～1.5寸。條口穴位於上巨虛和下巨虛之間，上巨虛是大腸經的下合穴，下巨虛是小腸經的下合穴，條口穴就顯得不那麼重要。所以條口穴除了局部作用以外，在消化道疾病中用得比較少，但是在肩周炎、肩關節疼痛中用得很多，成為條口穴的第一主治作用。「條口透承山治療肩周炎」和「迎香透四白治療膽道蛔蟲症」一樣，是新中國成立後風起雲湧學習針灸的二十世紀五六十年代發現的有特效的針刺方法。膽道蛔蟲症現在基本上很難看到，所以像我們這一代的針灸醫師都沒有機會來實踐。不同於此，肩周炎比比皆是，條口透承山應用還是很廣泛。選用三寸以上的針，針尖衝著承山方向直刺，然後讓患者活動肩關節，大部分肩關節活動範圍能夠有明顯的改善。因為這個原因，有人又叫條口穴為「肩凝穴」。

14. 下巨虛（ST 39）小腸下合穴

【定位】上巨虛穴下3寸（見圖2-14）。

【主治】①腹瀉，痢疾，小腹痛；②下肢痿痹；③乳癰。

【體會】直刺1～1.5寸。下巨虛是小腸經的下合穴，但是它不治療小便不利，而是治療腹瀉、痢疾一類的疾病，主要是取小腸「泌別清濁」的功效，在中藥方劑裏也一樣有這樣的用法，叫「利小便以實大便」，也就是說透過把腸道中的水分重吸收到尿液中，達到止瀉的目的。

15. 豐隆（ST 40）絡穴

【定位】外踝尖上8寸，條口穴外1寸，脛骨前嵴外

二橫指處（見圖 2-14）。

【主治】①頭痛，眩暈，癲狂；②咳嗽痰多；③下肢痿痹。

【體會】直刺 1～1.5 寸。豐隆是胃經的絡穴，但是它最大的功效是祛濕化痰。除了局部治療下肢疼痛無力以外，其他所有的主治疾病都來自它的祛濕化痰的作用。痰濕能夠導致很多疾病，所以豐隆的治療範圍很廣。比如它可以治療頭痛頭暈，但必須是因為痰濕引起的頭痛頭暈。治療癲狂，也是痰濁蒙蔽心竅的癲狂。有報導稱豐隆可以降血脂，是因為高血脂在中醫裏也是痰濕的一種表現。高血壓、高血脂的患者，有空都可以按揉豐隆穴。

豐隆穴多數局部肌肉比較飽滿，按摩應當用重手法，如果有條件的話還可以艾灸豐隆。

16. 內庭（ST 44）滎穴

【定位】足背第 2、3 趾間縫紋端（見圖 2-15）。

【主治】①齒痛，咽喉腫痛，鼻衄；②熱病；③胃病吐酸，腹瀉，痢疾，便秘；④足背腫痛，蹠趾關節痛。

【體會】直刺或斜刺 0.5～0.8 寸。內庭穴是胃經的滎穴，主要是用來瀉胃經的熱邪，所以可以治療胃火牙痛，以及胃火引起的便秘、吐酸和濕熱引起的腹瀉痢疾。

17. 厲兌（ST 45）井穴

【定位】第 2 趾外側趾甲角旁約 0.1 寸（見圖 2-16）。

【主治】①鼻衄，齒痛，咽喉腫痛；②熱病，多夢，癲狂。

【體會】淺刺 0.1 寸。厲兌作為足六經中第一個介紹

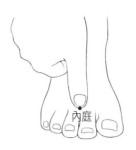

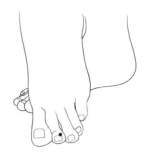

圖2-15　內庭穴位
　　　示意圖

圖2-16　厲兌穴位
　　　示意圖

的井穴，我簡單說一下。大部分井穴的位置都差不多，在趾甲角旁約0.1寸。主治都差不多，主要是瀉本經的火，治療各種熱證，還可以治療癲狂。大部分井穴都有類似的治療作用，還有的井穴在此基礎上有其他特殊作用，厲兌穴比較普通，沒有其他作用。

（四）足太陰脾經 (Spleen Meridian of Foot–Taiyin, SP)

◆ 經脈循行

【原文】

《靈樞·經脈》：「脾足太陰之脈，起於大指之端，循指內側白肉際，過核骨後，上內踝前廉，上腨內，循脛骨後，交出厥陰之前，上膝股內前廉，入腹，屬脾，絡胃，上膈，挾咽，連舌本，散舌下。其支者：復從胃，別上膈，注心中（脾之大絡，名曰大包，出淵腋下三寸，布胸脅）。」

足太陰脾經起於足大趾終端，循行於趾內側的赤白肉際處，經第一蹠趾關節，向上走於內踝前緣，經過小腿，

沿脛骨的後部，交於足厥陰經的前面，上行經膝蓋及大腿內前緣，進入到腹部，屬於脾，聯絡於胃，上行經過橫膈，經咽部旁側，連於舌根部，散布舌下。其支脈：從胃部分出，上行經橫膈，隨後至心中。另有一條分布於胸腹部第三側線，經鎖骨下，止於腋下大包穴（見圖2-17）。

◆ **主治概要**

本經腧穴主治脾胃病、婦科、前陰病及經脈循行部位的其他病症。脾主運化，以上升為順，脾統血，與胃互為表裏。

◆ **本經腧穴**

1.隱白（SP 1）井穴

【定位】足大趾內側趾甲角旁0.1寸（見圖2-18）。

【主治】①月經過多，崩漏；②便血、尿血等慢性出血；③癲狂，多夢，驚風；④腹滿，暴泄。

【體會】淺刺0.1寸。剛才說了井穴的作用就是瀉本經的火，還有治療癲狂等神智疾病的作用，除此之外，隱白有其特殊作用，就是止血。據報導，用三棱針點刺隱白、大敦穴出血2～3滴，每日或隔日1次，可以治療月經過多。另有報導，艾條溫和灸隱白穴，每次15～20min，每日3～5次，有較好止血療效。前面學了肺經的穴位可以用於治療咳血，比如孔最穴，隱白屬於脾經，所以治療的是消化道出血，或者婦科出血較多，主要用於脾不統血、脾氣不足引起的出血。

2.太白（SP 3）輸穴；原穴

【定位】第1蹠骨小頭後緣，赤白肉際凹陷處（見圖

2-18）。

【主治】①腸鳴，腹脹，腹瀉，胃痛，便秘；②身體沉重，關節腫痛。

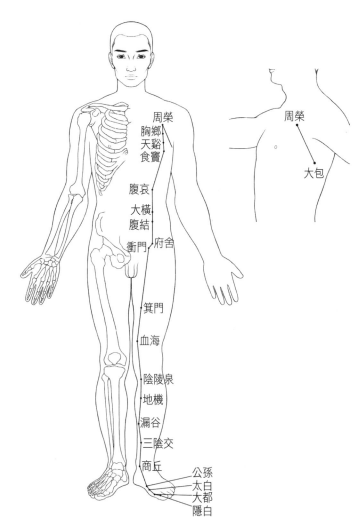

圖 2-17　足太陰脾經脈循行示意圖

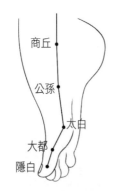

圖2-18　足太陰脾經足
部穴位示意圖

【體會】直刺0.5～0.8寸。太白穴是脾經的原穴，所以對於脾經本經的疾病作用較強。用於脾虛有濕引起的腸鳴、腹脹、腹瀉，以及由於外濕引起的身體困重疼痛。經常有朋友問我，什麼是濕氣啊，濕氣怎麼去啊？可能大家在日常生活中也總會碰上。我在這裏告訴大家，濕有內濕、外濕之分，兩者又相互影響。在潮濕的地方容易被外濕侵襲，脾虛容易產生內濕。太白可以治療脾虛引起的內濕，同樣也可以治療由於外濕引起的身體困重、關節疼痛。所以濕氣重的患者可以自己按摩太白穴，有助於身體健康。

3. 公孫（SP 4）絡穴；八脈交會穴（通於衝脈）

【定位】第一蹠骨基底部的前下方，赤白肉際處（見圖 2-18）。

【主治】胃痛，嘔吐，腹痛，腹瀉，痢疾。

【體會】直刺 0.6 ～ 1.2 寸。 公孫穴作為八脈交會穴通衝脈，「公孫衝脈胃心胸，內關陰維下總同」，公孫穴常常可以和內關穴合用，用來治療胃病、心臟不適、胸悶氣短等病。

4. 三陰交（SP 6）

【定位】內踝尖上 3 寸，脛骨內側面後緣（見圖 2-19）。

【主治】①腸鳴腹脹、腹瀉等脾胃虛弱諸症；②月經

不調、帶下、陰挺、不孕、滯產、遺精、陽痿、遺尿等生殖泌尿系統疾患；③心悸，失眠，高血壓；④下肢痿痹；⑤陰虛諸症。

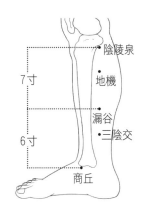

圖2-19　足太陰脾經小腿穴位示意圖

【體會】直刺1～1.5寸。孕婦禁針。三陰交是很常用的穴位，因為它是三條陰經的交會穴，所以能治療三陰經及與其相關聯的臟腑——肝、脾、腎三臟的疾病。三陰交用來治療脾胃虛弱是最常見的，其次就是用於月經不調。除此之外，還可以治療失眠。

　　失眠在現代社會很常見，我治療失眠最喜歡用的三個穴位就是印堂、內關、三陰交，大家自己也可以按摩按摩這三個穴位。三陰交大多用補法，有滋陰的作用，可以治療一切陰虛病症。

　　但是也有在三陰交穴上用瀉法的，最著名的就是《針灸大成》記載的南北朝北齊醫家徐文伯的醫案，說宋太子喜歡醫學，出去玩碰到一個懷孕女人。太子診之曰：是一女子。令徐文伯診之。文伯曰：是一男一女。太子性暴，欲剖腹視之。文伯連忙制止說：「臣請針之。」於是瀉足三陰交，補手陽明合谷，其胎應針而落。這個醫案不知道真假，我們必須要知道的是：懷孕時合谷和三陰交都是不能針灸的。三陰交穴針感很強，多數可以放射到腳底，所以刺激不要過於強烈，以溫和傳導為佳。

5. 陰陵泉（SP 9）合穴

【定位】脛骨內側髁下方凹陷處（見圖2-19）。

【主治】①腹脹，腹瀉，水腫，黃疸，小便不利；②膝痛。

【體會】直刺1～2寸。陰陵泉是脾經的合穴。《黃帝內經》講「合主逆氣而泄」，所以陰陵泉治療脾虛濕盛引起的腹瀉、水腫、小便不利。前面講了胃經的豐隆穴治療痰濕，而陰陵泉治療的是水濕。筆者曾經治療一個面癱患者，是個80歲的老太太，面癱恢復得不好，已經進入到後遺症期，為了提高療效我就選擇遠端的足三里、三陰交來調養氣血。暴露出小腿一看，腫得很厲害，問她查過原因沒有，她說看過很多科，主要診斷是血管回流不好，沒有辦法治療。我就加了陰陵泉，治療一個月以後，她面癱雖有好轉，還是沒有痊癒，但是下肢的水腫明顯消退了。陰陵泉還可以用來治療膝關節疼痛，常常和陽陵泉對刺。

6. 血海（SP 10）

【定位】屈膝，在髕骨內上緣上2寸，當股四頭肌內側頭的隆起處（見圖2-20）。簡便取穴法：患者屈膝，醫者以左手掌心按於患者右膝髕骨上緣，二至五指向上伸直，拇指約呈45度斜置，拇指尖下是穴。對側取法仿此。

【主治】①月經不調，痛經，經閉；②蕁麻疹，濕疹，丹毒。

【體會】直刺1～1.5寸。血海是個很常用的穴位，顧名思義，主要用於治療和「血」相關的疾病，大家一下就想到了月經不調，確實，這是它的第一主治。那麼為什麼

它還治療濕疹、蕁麻疹等皮膚病呢？這裏就要說到一個中醫的原理，「治風先治血，血行風自滅」，這句話出自宋代陳自明的《婦人大全良方·卷三》，說的是治療各種風證都需要活血。「無風不作癢」，像蕁麻疹、濕疹之類的瘙癢性疾病都可以用血海來治療。記得我剛上班沒多久，跟著我們科的一個老醫生，有個病人是關節痛的患者，當時我們常規穴位注射當歸注射液。這個病人很快出現渾身瘙癢，出現蕁麻疹，當時我也沒有經驗，不明白是什麼原因造成的。帶我的醫生說可能是當歸注射液過敏了，立即給他針刺了足三里、曲池、合谷、三陰交、血海，神闕穴拔火罐。患者很快癢就止住了，第二天來複診蕁麻疹已經消退了。我此後也經常用這幾個穴位治療過敏、濕疹、慢性蕁麻疹、皮炎等，效果良好。

7. 大包（SP 21）脾之大絡

【定位】在側胸部腋中線上，當第6肋間隙處（見圖2-21）。

【主治】①氣喘；②胸脇痛；③全身疼痛，急性扭

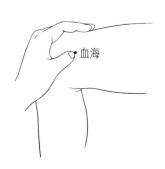

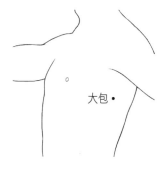

圖2-20　血海穴簡便取穴
法示意圖

圖2-21　大包穴位置
示意圖

傷，四肢無力。

【體會】斜刺或向後平刺0.5～0.8寸。大包穴在第6肋間隙，前鋸肌中。最常見的是治療胸脇痛，身體突然扭轉時造成岔氣，可以使用大包治療。大包穴雖然為「脾之大絡」，但是治療的主要是局部疾病，和脾胃關係不大。

（五）手少陰心經(Heart Meridian of Hand−Shaoyin, HT)

◆經脈循行
【原文】

《靈樞·經脈》：「心手少陰之脈，起於心中，出屬心系，下膈，絡小腸。

「其支者：從心系，上挾咽，系目系。

「其直者：復從心系，卻上肺，下出腋下，下循臑內後廉，行太陰、心主之後，下肘內，循臂內後廉，抵掌後銳骨之端，入掌內後廉，循小指之內，出其端。」

手少陰心經起始於心中，出「心系」，向下經橫膈，聯絡於小腸。其支脈：從「心系」分出，上行挾咽部，至連於「目系」。其直行的脈：從「心系」分出，上行肺部，再向下行於腋下，沿小臂內後緣，循行在手太陰肺經和手厥陰心包經的後部，下至肘窩內，經手臂內後緣，抵達手掌後豌豆骨端，進入手掌內後緣，沿小拇指內側至指端出（見圖2−22）。

◆主治概要

本經腧穴主治心、胸、神志及經脈循行部位的其他病症。

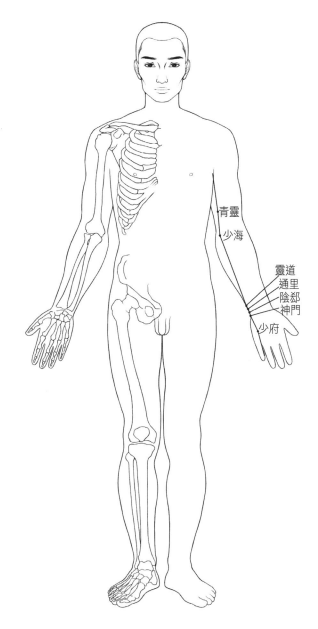

青靈
少海

靈道
通里
陰郄
神門
少府

圖2-22　手少陰心經脈循行示意圖

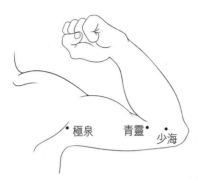

圖2-23　手少陰心經上臂部
穴位示意圖

少海　　青靈　　極泉

◆**本經腧穴**

1. 極泉（HT 1）

【定位】腋窩正中，腋動脈搏動處（見圖2-23）。

【主治】①心痛，心悸；②肩臂疼痛，脇肋疼痛，臂叢神經損傷。③瘰癧，腋臭；④上肢針刺麻醉用穴。

【體會】避開腋動脈，直刺或斜刺0.3～0.5寸。極泉穴外側為腋動脈，所以都是先摸到動脈搏動，然後推開動脈針刺，下面有尺神經、正中神經、前臂內側皮神經及臂內側皮神經。極泉穴主要用於治療臂叢神經損傷，也可以用來針刺麻醉。用手指彈撥極泉可以治療心痛、心悸。

筆者曾經治療過一個十幾歲的小孩，在遊樂園坐遊戲機的時候，身子探出去，結果在行進中和邊上的柱子卡了一下，一側的肩膀、胳膊、部分胸背部被剪切力牽拉了一下，造成上肢癱瘓。主要是臂叢神經受損，透過我們針灸治療後痊癒。其中取穴之一就是針刺極泉穴，局部還可以穴位注射神經營養藥。

2. 通里（HT 5）絡穴

【定位】腕橫紋上1寸，尺側腕屈肌腱的橈側緣（見圖2-24）。

【主治】①心悸，怔忡；②舌強不語，暴喑；③腕臂

痛。

【體會】直刺0.3～0.5寸。不宜深刺，以免傷及血管和神經。留針時，不可做屈腕動作。通里是絡穴，除了治療心經的疾病，還有一個很特殊的主治就是失語失聲。這裏還包括咽喉腫痛，因為心經的支脈是通過咽部的。當治療咽喉腫痛效果不好時，應當想到用通里穴試試看。用經絡穴位治療疾病，不能把思維固定在臟腑辨證上，認為咽喉屬於肺，應當從肺經上治療。其實很多疾病應當依從經絡辨證，經絡辨證的特點就是「經絡所過，主治所及」。

通里能治療咽痛是因為心經「從心系，上挾咽」。

3. 陰郄（HT 6）郄穴

【定位】腕橫紋上0.5寸，尺側腕屈肌腱的橈側緣（見圖2-24）。

【主治】①心痛，驚悸；②骨蒸盜汗；③吐血，衄血。

【體會】直刺0.3～0.5寸。不宜深刺，以免傷及血管和神經。留針時，不可做屈腕動作。陰郄是郄穴，就如同肺經的孔最可以治療咳血一樣，陰郄可以治療吐血、衄血。當然，作為郄穴還可以救急，用於心痛。這個穴位還有個特殊的功效就是治療盜汗。所謂盜汗就是夜間出汗，醒來後覺得身上出汗尤其是後背出汗，過

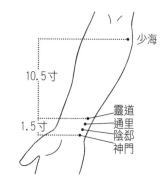

圖2-24　**手少陽心經下臂部穴位示意圖**

一會兒汗就消失了，盜汗多半是陰虛的一種表現。

4.神門（HT 7）輸穴；原穴

【定位】腕橫紋尺側端，尺側腕屈肌腱的橈側凹陷處（見圖2-24）。

【主治】①心痛、心煩、驚悸、怔忡、健忘、失眠、痴呆、癲狂癇等心與神志病變；②高血壓；③胸脅痛。

【體會】直刺0.3～0.5寸。神門在心經裏是最常用的穴位，它是心經的原穴，所以治療一切和心臟有關的疾病，都可以用神門，比如治療失眠健忘、心煩驚悸、癲狂癇。神門穴針感不強，穴位表淺，所以很多時候按摩是一個更好的選擇。如果大家有失眠的病症，按摩神門穴和內關穴是第一選擇。

5.少衝（HT 9）井穴

【定位】小指橈側指甲角旁0.1寸（見圖2-25）。

【主治】①心悸，心痛，癲狂；②熱病，昏迷。③胸脅痛。

【體會】淺刺0.1寸，或點刺出血。少衝穴主要用於清熱息風、醒神開竅、祛風止痙，可用於治療癲癇、昏迷。按摩這個穴位可以有助於治療頭昏頭痛。

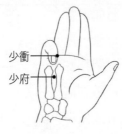

少衝
少府

圖2-25　手少陰心經手部穴位示意圖

（六）手太陽小腸經 (Small Intestine Meridian of Hand-Taiyang, SI)

◆ **經脈循行**

【原文】

《靈樞・經脈》：「小腸手太陽之脈，起於小指之端，循手外側上腕，出踝中，直上循臂骨下廉，出肘內側兩骨之間，上循外後廉，出肩解，繞肩胛，交肩上，入缺盆，絡心，循咽下膈，抵胃，屬小腸。

「其支者：從缺盆循頸，上頰，至目銳眥，卻入耳中。」

「其支者：別頰上䪼，抵鼻，至目內眥（斜絡於顴）。」

手太陽小腸經起始於手小拇指指端，沿手背外側上行至手腕，從尺骨莖突出來，隨後直接上行順前臂骨後緣，出於肘部內側尺骨鷹嘴和肱骨內上髁間，向上經手臂外後緣，從肩關節出，在肩胛部繞行，交會在大椎處，之後進入到鎖骨上窩處，聯絡於心，經咽部食管，向下貫穿橫膈，抵達胃，屬於小腸。缺盆部的支脈：從鎖骨上窩處分出，循行於頸，向上經臉頰部，到達目外眥，回轉過來到耳中。頰部的支脈：從面頰部分出，上行顴骨，經鼻旁，到達目內眥，斜行聯絡於顴骨部（見圖2-26）。

◆ **主治概要**

本經腧穴主治頭面五官病、熱病、神志病及經脈循行部位的其他病症。

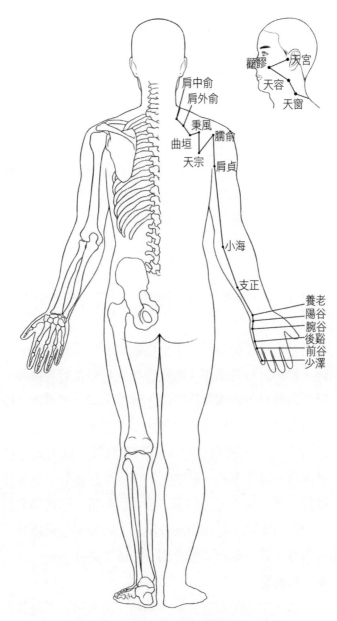

圖 2-26 手太陽小腸經脈循行示意圖

◆**本經腧穴**

1. 少澤（SI 1）井穴

【定位】小指尺側指甲角旁0.1寸（見圖2-27）。

【主治】①乳癰，乳汁少；②昏迷，熱病；③頭痛，目翳，咽喉腫痛。

【體會】淺刺0.1寸或點刺出血。孕婦慎用。少澤

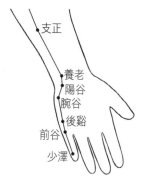

圖2-27　手太陽小腸經手臂部穴位示意圖

穴除了治療昏迷熱病以外，還治療本經熱證引起的頭痛、咽喉痛。和其他井穴不一樣的是少澤可以治療乳腺疾病，對於哺乳期的媽媽來說，這是個很有用的穴位。乳汁少可以加用合谷、膻中，通經下乳。如果乳汁擁堵在內而得了乳腺炎，可以少澤點刺放血，按摩乳房，消炎清火，通經下乳。大家也可以自己按摩，和少商穴一樣，按摩少澤穴只能用指甲掐。

2. 後谿（SI 3）輸穴；八脈交會穴（通於督脈）

【定位】微握拳，第5指掌關節後尺側的遠側掌橫紋頭赤白肉際（見圖2-27）。

【主治】①頭項強痛，腰背痛，手指及肘臂攣痛；②耳聾，目赤；③癲狂癇；④瘧疾。

【體會】直刺0.5～1寸。後谿穴是小腸經最常用的一個穴位。首先它是輸穴，治療本經的疾病，小腸經經過眼、鼻、耳，所以後谿可以治療耳鳴耳聾、目赤腫痛等病。更重要的是它是八脈交會穴，通督脈，所以臨床上最

常用的是用於落枕和急性腰扭傷治療。我經常使用它來治療這兩個病，扎上針，讓病人活動，往往很快就緩解了。這是治療這種急性扭傷的關鍵，因為急性扭傷初期往往在局部治療效果不好。我當住院醫師時，曾經治療過一個我們本院耳鼻喉科的醫生，他得了落枕，僵著脖子走進來。我剛剛刺入後谿穴，他立刻就覺得頸部可以活動了。快速捻轉行針，讓他自己活動頸椎，好了大半。然後在頸部找痛點，找到一個扎上行針，疼痛消失後再找下一個，一次就好了。這裏要提醒大家，落枕越早治越容易好，治好後要注意休息，當天不能低頭幹活或者看書、看電腦。急性腰扭傷也用一樣的方法治療，只不過患者往往沒法自己活動，需要別人架著先活動。後谿還可以治療中風後手指攣縮張不開，大家要是身邊有腦梗塞、腦出血的患者沒有完全康復的，可以仔細觀察，很多人都手握著張不開。這個症狀可以用後谿透合谷，或者合谷透後谿，當時都能夠張開，拔了針可能又會握回去一些，但總是比之前要好些。

3. 養老（SI 6）郤穴

【定位】以手掌面向胸，當尺骨莖突橈側骨縫凹緣中（見圖 2-27）。

【主治】①目視不明；②肩、背、肘、臂酸痛。

【體會】直刺或斜刺 0.5～0.8 寸。強身保健可用溫和灸。養老穴顧名思義可以養老，可以強身健體，主要是能夠補充陽氣，用灸法。它有個特殊的用途就是治療視力減退、眼球充血。還有就是和後谿穴一樣治療急性腰扭傷、落枕等，用法類似，但是養老穴取穴比較特殊，要求手掌

面向胸前，這個姿勢比較奇特，所以我臨床上也很少扎養老穴來治療急性扭傷。

4. 支正（SI 7）絡穴

【定位】陽谷穴與小海穴的連線上，腕背橫紋上5寸（見圖2-27）。

【主治】①頭痛，項強，肘臂酸痛；②熱病，癲狂；③疣症。

【體會】直刺或斜刺0.5～0.8寸。支正穴和腕骨穴一樣也可以治療頭痛、頸椎痛、局部疼痛，它還有個特殊的治療作用，就是治療疣症，這個古籍就有記載，現代也有臨床報導，但是我從來沒有用過，要是有扁平疣之類的可以自己按摩支正穴，看看有沒有效果。

5. 肩貞（SI 9）

【定位】臂內收，腋後紋頭上1寸（見圖2-28）。

【主治】①肩臂疼痛，上肢不遂；②瘰癧。

【體會】直刺1～1.5寸。不宜向胸側深刺。肩貞穴是治療肩周炎的常用穴，在肩關節後下方，肩胛骨外側緣，三角肌後緣，下層是大圓肌。對於三角肌後束、大圓肌損傷都有效果，我們也經常可以在這裏找到明顯的壓痛點。

6. 天宗（SI 11）

【定位】肩胛骨岡下

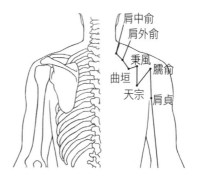

圖2-28　手太陽小腸經肩臂部穴位示意圖

窩中央凹陷處，約肩胛岡下緣與肩胛下角之間的上 1/3 折點處取穴（見圖 2-28）。

【主治】①肩胛疼痛，肩背部損傷；②氣喘。

【體會】直刺或斜刺 0.5～1 寸。遇到阻力不可強行進針。天宗穴也很常用，一般不用在針灸上，而是用在按摩和火罐上。天宗很容易受涼，所以經常有人覺得天宗穴附近的肌肉酸脹不適，拔火罐可以看到顏色較深，拔完後覺得渾身輕鬆。按摩也經常按揉這個區域，用於治療肩背痛、頸椎病、肩周炎。

7. 天容（SI 17）

【定位】在下頜角的後方，胸鎖乳突肌的前緣凹陷中（見圖 2-29）。

【主治】①耳鳴，耳聾，咽喉腫痛；②頭痛，頸項強痛。

【體會】直刺 0.5～1 寸。注意避開血管。天容穴實際上是個很生僻的穴位，臨床應用較少。我用它主要是治療咳嗽哮喘，其來源是大學時聽了一堂講座，是著名的《黃帝內經》專家王洪圖老教授講到《黃帝內經》的臨床應用，他和他夫人一起用天容穴治療一個哮喘的病人，讓我印象深刻，至今已二十多年，未曾忘卻。自己後來行醫多年在臨床上使用，效果良好。對於咳嗽日久、哮喘的患者，我在多年的治療過程中摸索出一套行之有效的針藥結合的治療方法，以天容、天突、環狀軟骨處阿是穴為主穴，選用孔最、列缺、魚際、風池、豐隆為配穴，中藥以止嗽散或定喘湯為主方加減，屢見奇效。

8. 顴髎（SI 18）

【定位】目外眥直下，顴骨下緣凹陷處（見圖2-29）。

【主治】口眼歪斜，眼瞼不自主跳動，齒痛，三叉神經痛。

【體會】直刺0.3～0.5寸，斜刺或平刺0.5～1寸。顴髎穴臨床上常用於面癱和三叉神經痛，尤其是三叉神經中支疼痛，基本都會選用這個穴位。三叉神經痛是常見病，也是難治病，經常反覆發作，西醫大多是口服卡馬西平，有部分療效不佳，還有部分不能耐受卡馬西平的不良反應，所以很多人就來尋求針灸治療。可以說，針灸局部治療效果良好，尋找扳機點及在三叉神經通路上進針，但是病情很容易反覆。後來我發現從肢體遠端取穴，瀉三焦經、胃經、肝經的火，可以治療一些頑固性的三叉神經痛。局部和遠端取穴，聯合使用，才容易穩定療效，所以標本兼治才是正理。

9. 聽宮（SI 19）

【定位】耳屏前，下頜骨髁狀突的後方，張口時呈凹陷處（見圖2-29）。

【主治】①耳鳴、耳聾、聤耳等諸耳疾；②齒痛。

【體會】張口，直刺1～1.5寸。聽宮穴主要用於治療耳部疾病。聽宮穴和下面要講到的聽會穴一樣，要求張口取

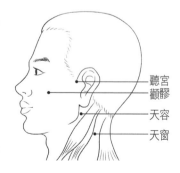

圖2-29　手太陽小腸經頭面部穴位示意圖

穴，這兩個穴位作用相似，只要選一個就行，選哪個就看哪個穴位容易扎出感覺。這兩個穴位一定要用1.5寸以上的針扎，扎不好的話，下面往往被骨頭擋住，無法刺入。刺入1.5寸左右，才會出現明顯的脹痛感，有的病人形容就像一根棍子一樣杵進去。不管耳鳴還是耳聾都需要選這個穴位。現在精神壓力太大，很多年輕人得了突發性耳聾，我門診有很多這樣的病人，可是大多是西醫治療完了，沒有療效或者是效果不佳再來針灸治療的。

在這裏，我要強調突發性耳聾一定要早期針灸治療，過了一個月再針灸，效果就要差很多。

（七）足太陽膀胱經（Urinary Bladder Meridian of Foot-Taiyang, BL）

◆經脈循行

【原文】

《靈樞·經脈》：「膀胱足太陽之脈，起於目內眥，上額，交巔。

「其支者：從巔至耳上角。

「其直者：從巔入絡腦，還出別下項，循肩髆，挾脊抵腰中，入循膂，絡腎，屬膀胱。

「其支者：從腰中，下挾脊，貫臀，入膕中。

「其支者：從髆內左右別下貫胛，挾脊內，過髀樞，循髀外後廉下合膕中——以下貫腨內，出外踝之後，循京骨至小指外側。」

足太陽膀胱經起始於目內眥，上行額頭部，交於巔頂

百會處。巔頂部支脈：從巔頂至耳上顳顬部。巔頂部直行的脈：從巔頂部進入絡於腦，然後分出下行項後，經肩胛內側，挾脊柱，至腰中，循脊旁肌肉進入體腔內，聯絡於腎臟，屬於膀胱。腰部支脈：從腰部分出，向下沿脊柱經臀部，進入膕窩中。後項部支脈：從後項部兩側分出，直下經肩胛骨內緣，挾脊柱內側，經過股骨大轉子，沿大腿後外側向下，與腰部下行的支脈會合於膕窩中，從此向下經腓腸肌，出行於外踝後面，沿第5蹠骨粗隆，達小腳趾的外側（見圖2-30）。

◆ **主治概要**

本經腧穴主治頭面五官病，項、背、腰、下肢病症及神志病；位於背部兩條側線的背俞穴及其他腧穴主治相應的臟腑病症和有關的組織器官病症。

◆ **本經腧穴**

1. 睛明（BL 1）

【定位】目內眥角稍上方凹陷處（見圖2-31）。

【主治】①目赤腫痛、流淚、視物不明、目眩、近視、夜盲、色盲等目疾；②急性腰扭傷，坐骨神經痛；③心動過速。

【體會】囑患者閉目，醫者左手輕推眼球向外側固定，左手緩慢進針，緊靠眶緣直刺0.5～1.5寸。遇到阻力時，不宜強行進針。出針後按壓針孔片刻，以防出血。睛明穴是用於治療眼病最重要的穴位，我們常做的眼保健操也有揉按睛明穴。睛明在眶內緣瞼內側韌帶中，所以睛明能夠治療近視、視力疲勞，睛明深部為眼內直肌，其間還

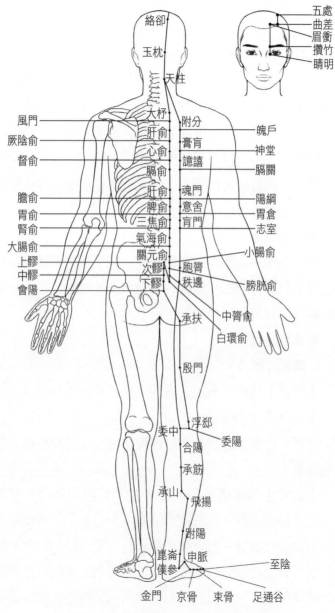

圖 2-30 足太陽膀胱經脈循行示意圖

有滑車上、下神經，所以如果有眼肌麻痺，可以針刺睛明穴。睛明還可以治療視神經病變、眼底病變，但一定需要深刺。睛明的刺法比較特殊，而且睛明比承泣穴、球後穴更容易出血，進針過程一定要緩慢，一旦病人感覺疼痛，就不能再進針，也不要輕易調整方向再針刺。針刺睛明穴方向一定要掌握好，不然容易被眼眶擋住，扎不夠深度。

　　對於睛明穴，我印象較深的就是治療失明的患者，有大人、有小孩，有手術引起、有外傷引起、有出血或腫瘤壓迫引起，症狀大多都有改善，從沒有光感到有光感，從有光感到看清眼前的手指，每一個進步都讓我和病人興奮，但是和所有的神經損傷一樣，這些失明的患者，沒有一個是可以痊癒的，在針刺幾個月後，都放棄了。因為神經恢復都是有時效性的，一旦超過了時間窗口，恢復很困難，而大部分患者早期都是在治療原發病，還沒有時間顧及眼睛，中期都在西醫治療，只有沒辦法了才會尋求針灸，每每碰到都是這樣的患者，無奈中只能死馬當活馬醫，多多少少會有改善。

　　睛明的深層為眼神經，上方為鼻睫神經。眼神經是三叉神經的第一支，為一般軀體感覺神經，所以三叉神經痛有時候在睛明穴也有感覺。我有一次深刻的教訓，有一次我的一個同學介紹了一個老鄉來看病，她感覺睛明及眼眶、額部有異樣感，我仔細查了查，感覺是三叉神經損傷，建議她查肌電圖，查出來確實三叉神經輕度受損，她這種不適感有兩年了，最近幾個月明顯加重。我又帶她去神經內科、疼痛科、耳鼻喉科，最終也只能診斷為三叉神

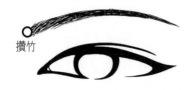

圖2-23　攢竹穴位示意圖

經損傷。我說那就電針吧，這個是針灸科的治療範圍，扎了十來次，還是沒有改善，最後她放棄了。後來半年後我聽我同學說，那個病人最終查出來是鼻咽癌，是因為腫瘤局部侵襲造成三叉神經眼支受累，故而呈現上下瞼皮膚麻木感。關鍵是當時CT、MRI都做了，都沒有查出鼻咽癌，所以我們都忽視了。所以在這裏給大家也提個醒，三叉神經痛是很常見的病，但是三叉神經損傷是很少見的，尤其是在症狀持續性加重的情況下，一定要窮追其原因。

2. 攢竹（BL 2）

【定位】眉頭凹陷中，約在目內眥直上（見圖2-31）。

【主治】①頭痛，眉棱骨痛；②眼瞼瞤動，眼瞼下垂，口眼歪斜，目視不明，流淚，目赤腫痛；③呃逆。

【體會】可向眉中或向眼眶內緣平刺或斜刺0.5～0.8寸。攢竹穴最常用於呃逆，俗稱「打嗝」，呃逆可能是我們科在會診中遇到最多的病之一，很多情況可以引起呃逆，一般我都是用拇指按壓攢竹穴，按壓攢竹穴一般需要1min以上，用上全身力氣，患者有時候有一種憋氣感，有很明顯的疼痛，大部分患者能夠止住疼痛。以我的經驗，如果按壓攢竹穴手指下有彈性，有阻力感，一般有效；如果手指下感覺一下就按到了骨頭，一般沒有效果。這二十年來我治療成百上千的呃逆患者，用按壓攢竹立即止住的起碼有90%，但是當時止住了，不是就完事了，一定要降

胃氣，針刺足三里、
上巨虛、三陰交、內
關，用瀉法。這樣效
果才能維持，不然很
快就會又開始打嗝。
攢竹穴還用於膀胱經
頭痛，這種頭痛伴有
眉棱骨痛，從攢竹穴

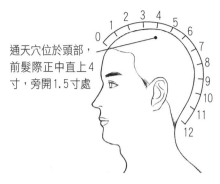

通天穴位於頭部，前髮際正中直上4寸，旁開1.5寸處

圖 2-32　通天穴位示意圖

向上一直放射到頭頂，針刺該穴效果良好。

3. 通天（BL 7）

【定位】前髮際正中直上4寸，旁開1.5寸，即承光穴後1.5寸（見圖2-32）。

【主治】①頭痛，眩暈；②鼻塞，鼻衄，鼻淵。

【體會】平刺0.3～0.5寸。通天和攢竹一樣也治療膀胱經頭痛，而且治療鼻炎、鼻竇炎，通天這個名稱有「通竅」的意思在裏面。鼻塞不通針刺通天、迎香、上迎香，大多當時就能通了，也可以自己按摩。一般來說，通天穴治療鼻炎的效果要比鼻竇炎效果好。

4. 天柱（BL 10）

【定位】後髮際正中直上0.5寸（啞門穴），旁開1.3寸，當斜方肌外緣凹陷中（見圖2-33）。

【主治】①後頭痛，項強，肩背腰痛；②鼻塞；③癲狂癇，熱病。

【體會】直刺或斜刺0.5～0.8寸，不可向內上方深刺，以免傷及延髓。天柱穴在頸椎病中經常使用，尤其是

頸椎病引起的肌緊張性頭痛，是必選的穴位。此穴在斜方肌起點處，深層為頭半棘肌。針刺天柱對於斜方肌的緊張痙攣疼痛均有良好作用。頸椎病的按摩，天柱穴比風池穴和大椎穴都重要，一定要將天柱穴揉開。「天柱，擎天之柱」，它位於頭部和頸椎的交界處，這個位置經常處於緊張狀態。平時自身的保養按摩顯得尤為重要。

5. 大杼（BL 11）八會穴之骨會

【定位】第1胸椎棘突下，旁開1.5寸（見圖2-33）。

【主治】①咳嗽；②項強，肩背痛。

【體會】斜刺0.5～0.8寸。從大杼開始，下面的膀胱經第一側線都是很重要的穴位，臨床上都非常常用，這不單單指的是各個臟腑的背俞穴，那些沒有命名為背俞穴的穴位同樣也很重要。實際上，我們會發現，上下兩三個椎體的膀胱經穴主治範圍是相互交叉的，有的時候你如果去

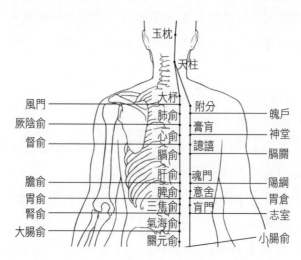

圖2-33　足太陽膀胱經項背部穴位示意圖

找反應點，最好是擴大範圍，如果在本臟的背俞穴附近找
不到，不如在其上下幾個椎體或者是膀胱經第二側線找找
看。比如說咳嗽，當然第一反應是找肺俞穴，要是肺俞找
不到，大杼、風門、厥陰俞、心俞附近都可以找找看，如
果還找不到可以在膀胱經第二側線膏肓等穴找找看。反應
點就是阿是穴，可以是按上去有條索、結節、壓痛，甚至
是舒適感，也可以是看上去有隆起、凹陷、色素沉著等。

　　反應點尋找在背部是最常見的，所有的臟腑疾病都可
以在這裏找到對應的異常點。大家需要的是時間和耐心，
多看多摸，慢慢地就熟能生巧。找到反應點後，配合適當
的治療方法，疾病往往就應手而癒。

　　6. 風門（BL 12）

　　【定位】第2胸椎棘突下，旁開1.5寸（見圖2-33）。

　　【主治】①感冒，咳嗽，發熱，頭痛；②項強，胸背
痛。

　　【體會】斜刺0.5～0.8寸。風門，聽名字就知道治療
受風邪引起的疾病，感冒、咳嗽、頭痛等，剛才說了除了
這些病，心慌胸悶也可以在這裏尋找反應點。第1、2、3
椎胸椎體是比較容易發生小關節錯位的位置，關節不穩就
會造成一系列問題，除了局部的疼痛不適，還會出現臟腑
問題。這些問題可以由調理膀胱經第一側線來治療。

　　在這裏再說說針刺的方向，所有教科書上都是斜刺向
脊柱方向，這個不盡然。很多肌肉疾病，比如肌肉勞損拉
傷、肌纖維組織炎，建議還是沿著肌纖維的方向扎，也就
是斜刺或者平刺，方向向下。如果是咳嗽、感冒可以斜

刺，針尖方向朝向脊柱。

7. 肺俞（BL 13）肺之背俞穴

【定位】第3胸椎棘突下，旁開1.5寸（見圖2-33）。

【主治】①咳嗽、氣喘、咯血等肺疾；②骨蒸潮熱，盜汗。

【體會】斜刺0.5～0.8寸。肺俞穴肯定是比前兩個穴位更常用。大家耳熟能詳的「三伏灸」灸的主穴就是肺俞。可以這麼說，所有關於肺臟的疾病都可以用肺俞治療。這裏包含西醫概念的呼吸系統，比如咽喉、鼻、支氣管、氣管和肺，也包含中醫概念的「肺」，比如中醫認為肺主皮毛，所以肺俞還可以治療皮膚病。

年輕人最常見的痤瘡，我經常在肺俞穴上放血拔罐，效果非常好。還有很多過敏性皮膚病，比如慢性蕁麻疹，是臨床上很難治的疾病，但是在我手裏，目前只有一例效果欠佳，原因也是因為患者老是不堅持治療，不能按療程定期來。治法很簡單，就是取大椎、肺俞、膈俞、肝俞、胃俞，交替放血拔罐，一週兩次。

8. 厥陰俞（BL 14）心包背俞穴

【定位】第4胸椎棘突下，旁開1.5寸（見圖2-33）。

【主治】①心痛，心悸；②咳嗽，胸悶；③嘔吐。

【體會】斜刺0.5～0.8寸。厥陰俞是心包的背俞穴，所以治療心痛、心慌、失眠等，同樣因為它挨著肺俞，所以也治療咳嗽、胸悶。同時它和心包經的絡穴內關一樣，治療噁心嘔吐。當然，最重要的還是心臟疾病。

十幾年前我曾經治療一個本院的職工，他患有冠心

病，經常胸悶，心前區不適。但是他也沒有吃藥，每週二、五找我穴位注射複方丹參注射液，每次 2ml，厥陰俞、心俞和督俞交替使用。後來這個藥不生產了，又換成香丹注射液，這樣堅持治療了五六年。

9. 心俞（BL 15）心之背俞穴

【定位】第 5 胸椎棘突下，旁開 1.5 寸（見圖 2-33）。

【主治】①心痛、驚悸、失眠、健忘、癲癇、盜汗等心和神志病變；②咳嗽，吐血。

【體會】斜刺 0.5～0.8 寸。厥陰俞、督俞、心俞都治療心臟疾病，但是心俞絕對是最重要的，它不僅治療西醫概念的心臟病，比如冠心病、心律失常，也治療中醫概念的「心」，包括精神異常、腦病等，所以它還治療失眠、健忘、癲癇。除此之外，中醫講心主血脈，所以心俞還治療血管疾病。

10. 督俞（BL 16）

【定位】第 6 胸椎棘突下，旁開 1.5 寸（見圖 2-33）。

【主治】①心痛，胸悶；②寒熱，氣喘。

【體會】斜刺 0.5～0.8 寸。督俞相對於上面兩個穴位來說，用途相對簡單，就是治療心痛、胸悶。臨床上經常會碰上這樣的患者，老是覺得自己心前區不適甚至疼痛，伴有胸悶、心慌等症狀。但是查了半天查不出原因來，有的甚至做了冠狀動脈血管造影，也沒有發現問題。醫生會說這是心臟神經官能症，或者直接說這是抑鬱症，用藥物治療效果不好。

對於這種情況，大家應該找一找後背，在第 5 胸椎上

下看看有沒有反應點，有沒有棘突偏歪，無論是針灸還是正骨還是放血，都可以嘗試，會有很好的效果。曾經有個病人，一直心慌，還時不時左側胸痛，嚴重時疼痛還向左肩部放射，心電圖有房性期前收縮，超聲心動圖正常，患者吃改善心肌供血的藥效果不明顯，中藥也吃了，也沒有啥效果。就來針灸科試試看，說還是不好就下決心做個心血管造影。我從第1胸椎開始往下摸，摸到第6胸椎感覺棘突向左偏，按壓兩側的督俞，左側有明顯的疼痛。於是針刺雙側督俞、第6胸椎夾脊，電針連續波，留針20min。拔針後手法整復第6胸椎，患者當時就覺得胸悶豁然開朗。又治療了幾次，胸痛就再也沒有犯了。

11. 膈俞（BL 17）八會穴之血會

【定位】第7胸椎棘突下，旁開1.5寸（見圖2-33）。

【主治】①嘔吐、呃逆、氣喘、吐血等上逆之症；②貧血；③蕁麻疹，皮膚瘙癢；④潮熱，盜汗。

【體會】斜刺0.5～0.8寸。膈俞在背俞穴中是一個用途比較廣泛的穴位。它是八會穴中的血會，所以所有跟血和血管有關的疾病，都可以用膈俞治療。這裏的血不僅僅指的是西醫的概念，也包括中醫的「血」的概念。所以可以治療貧血，也可以治療出血，還可以治療陰血不足引起的潮熱盜汗。還有前面在討論血海穴時提到的皮膚病，治療方法就是放血拔罐。膈俞還可以治療和「膈」有關的疾病，最常見的就是打嗝，也就是膈肌痙攣。一般的打嗝，大家可以讓患者趴在床上，用拇指使勁點按此穴，如果比較重的可以用電針刺激，取膈俞、肝俞、膽俞、脾俞、胃

俞、三焦俞。十幾年前，有位患者手術後呃逆十幾天沒有緩解，請我去會診。我按照常規扎了足三里、內關、三陰交，點按了攢竹，效果不好，症狀沒有明顯減輕。第二次就選了背俞穴，就是剛才上面說的那幾個穴位，治療後打嗝頻率明顯降低，總共治療5次就再也不發作了。當時患者感激萬分，對我說打嗝的時候真是難受得痛不欲生，我治好了他的這個病，簡直就是救了他的命。

12. 肝俞（BL18）肝之背俞穴

【定位】第9胸椎棘突下，旁開1.5寸（見圖2-33）。

【主治】①肝疾，脇痛，目疾；②癲狂癇；③脊背痛。

【體會】斜刺0.5～0.8寸。肝俞穴也是很常用的穴位，它的治療範圍除了中醫概念的肝，也包括西醫概念的肝臟，有人用艾灸肝俞治療肝硬化腹水。我在治療脾胃疾病時通常要連肝俞一起扎，比如腹脹、噁心、腹痛、胃痛等，這裏利用的就是肝臟調理氣機的作用。倒是像脇痛很少用肝俞。還要說一個在我們綜合性醫院非常常見的針灸科會診內容：腸麻痺、胃瀦留。病人大多是腹部手術後出現的這些病症，幾乎每天都有這樣的患者需要針灸科去會診，由於手術傷口都在腹部，所以腹部一般沒辦法取穴，這種情況下，我們都讓患者側臥，扎後背的背俞穴：肝俞、膽俞、脾俞、胃俞、三焦俞、大腸俞。接電針，用連續波，效果良好。有一次，有個本院同事的父親做完手術，5天沒有排氣排便，讓我幫忙去治療一下，我就是扎了這幾個穴位，就在留針期間，就排氣了。這個病大多數

在治療5次之內就痊癒了。如果還不好就要建議做碘油造影，看消化道是不是有梗阻，我碰到過好幾次，一般是在胃和十二指腸手術吻合口處狹窄，這是針灸無法解決的。

13. 膽俞（BL 19）膽之背俞穴

【定位】第10胸椎棘突下，旁開1.5寸（見圖2-33）。

【主治】黃疸、口苦、脇痛等肝膽疾患。

【體會】斜刺0.5～0.8寸。教科書上說膽俞治療黃疸，我沒有治療過，因為這樣的病人基本很少來針灸科治療。倒是口苦針刺膽俞效果很好，曾有一個腰椎間盤突出的病人說自己口苦好多年了，我說我順手幫你治治看，反正治療腰椎間盤突出也是扎後背，我只不過是多選了肝俞和膽俞，過幾天病人回來複診就說口苦好多了。

膽俞還治療慢性膽囊炎、膽道結石症，這個就需要找到反應點，可以用針刀來增強刺激。也有報導用埋線來治療，效果良好。

14. 脾俞（BL 20）脾之背俞穴

【定位】第11胸椎棘突下，旁開1.5寸（見圖2-33）。

【主治】①腹脹、納呆、嘔吐、腹瀉、痢疾、便血、水腫等脾胃疾患；②背痛。

【體會】斜刺0.5～0.8寸。脾俞和胃俞雖然說理論上一個長於健脾利濕，一個長於和胃降逆，但是實際上臨床上兩個一般都同時用上，脾俞補益作用較強，所以一般脾胃虛弱的我喜歡選背俞穴。我自己是個脾虛患者，多吃點冷飲，就會腹痛拉肚子。大學時候年輕，飲食不節制，一個學期總有幾次，痛得抱著肚子打滾。尤其是夏天，很多

次都是讓同學給我點按脾俞、胃俞，讓氣順了就好了。脾胃虛寒還可以艾灸，個人覺得背俞穴艾灸作用比其他位置艾灸要好，家庭治療的話可以在網上買個灸盒，讓家人幫忙往背上一放，可以把上下的穴位都灸一灸，方便省事。

15. 胃俞（BL 21）胃之背俞穴

【定位】第 12 胸椎棘突下，旁開 1.5 寸（見圖 2-33）。

【主治】胃脘痛、嘔吐、腹脹、腸鳴等胃疾。

【體會】斜刺 0.5～0.8 寸。這裏簡單介紹一個胃俞常治療的疾病：腸易激綜合徵。就像心臟神經官能症一樣，腸易激綜合徵也有一部分是由於椎體小關節紊亂引起，找到反應點，針刺同水平節段的背俞穴，調整椎體位置，療效較好。腸易激綜合徵最常出現的反應點多位於胃俞附近，而不是大腸俞附近。

16. 三焦俞（BL 22）三焦背俞穴

【定位】第 1 腰椎棘突下，旁開 1.5 寸（見圖 2-33）。

【主治】①腸鳴、腹脹、嘔吐、腹瀉、痢疾、水腫等脾胃疾患；②腰背強痛。

【體會】直刺 0.5～1 寸。三焦俞是個輔助用穴，大多用於氣滯、水濕氾濫、胃腸不通，配合肝俞、脾俞、胃俞聯合使用。第 12 胸椎和第 1 腰椎是容易出現椎體壓縮性骨折的地方，對於老年女性，骨質疏鬆明顯，往往容易出現胸腰椎體壓縮性骨折。

我的岳母 69 歲，以前有腰椎間盤突出病史。治療後好了一段時間，去年秋天突然開始出現腰痛，伴下肢放射痛。剛開始以為是腰椎間盤突出症犯了，我針灸了幾次不

管用，又做了一次針刀還是無效。於是去做了CT，原來是第1腰椎椎體壓縮性骨折。她沒有外傷史就突然得了這個病，平臥靜養了好幾個月才慢慢好起來。所以大家要知道，胸腰椎壓縮性骨折，有可能沒有外傷史，而且疼痛會表現在第3、4腰椎處，可能伴有坐骨神經痛和放射痛，容易和腰椎間盤突出症相混淆，需要拍片子鑒別。

17. 腎俞（BL 23）腎之背俞穴

【定位】第2腰椎棘突下，旁開1.5寸（見圖2-34）。

【主治】①腰痛；②遺尿、遺精、陽痿、月經不調、帶下等生殖泌尿系疾患；③耳鳴，耳聾。

【體會】直刺0.5～1寸。從腎俞開始是治療腰痛的常用穴。俗話說腎虛腰痛，所以腎不虛腰一般不痛。腰肌勞損的腰痛，腎俞是一定要扎的。我記得大學時每當冬至、秋分時期，我們同學就開始灸腎俞和關元穴。關元好辦，在肚子上，自己可以拿著灸，腎俞就不好辦了，在後背，我有一次自己灸腎俞就把衣服燒了個洞。腎虛容易耳鳴，老年人的耳聾耳鳴就不必說了，年輕人的突發性耳聾，有

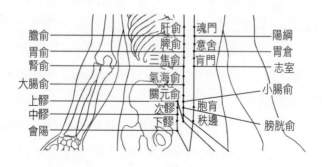

圖2-34　足太陽膀胱經腰背部穴位示意圖

很大一部分患者也是腎虛。不過由於突發性耳聾的其他穴位都是平躺著扎，腎俞在後背，所以我也很少用。一般都是要求患者回去自己按摩，按摩方法很簡單，就是從腎俞開始橫擦，一直到腰骶部，擦到局部發熱為止。

18. 氣海俞（BL 24）

【定位】第3腰椎棘突下，旁開1.5寸（見圖2-34）。

【主治】①腸鳴腹脹；②痛經，腰痛。

【體會】直刺0.5～1寸。氣海俞、大腸俞、關元俞這三個穴位是治療腰痛最常用的穴位，

比起腎俞還用得多，因為大部分時候，阿是穴和這三個穴位重合。第3、4腰椎，第4、5腰椎，第5腰椎和第1骶椎是腰椎間盤突出最容易發生的地方，也是腰椎受力最大的地方。針刺時要注意尋找壓痛點，多數壓痛點手底下有厚重感。如果用針刀治療，往往會引出放射感，這樣就會獲得良好效果。

19. 大腸俞（BL 25）大腸背俞穴

【定位】第4腰椎棘突下，旁開1.5寸（見圖2-34）。

【主治】①腰腿痛；②腹脹，腹瀉，便秘。

【體會】直刺 0.8 ～ 1.2 寸。 大腸俞是大腸的背俞穴，所以治療腹瀉便秘是它的「本職工作」。去年就有個由中國中醫科學院領銜的全國範圍15家醫院的多中心試驗，針刺治療慢性難治性功能性便秘隨機對照試驗，患者分別接受8週的電針針刺穴位天樞、腹結、上巨虛和假電針淺刺雙側天樞旁、腹結旁、上巨虛旁非穴點。實驗設計沒有選擇大腸俞，說明大腸俞在便秘的治療中所佔的地位

並不是那麼重要，反而腰腿痛是它的第一主治範圍。

20. 關元俞（BL 26）

【定位】第5腰椎棘突下，旁開1.5寸（見圖2-34）。

【主治】①腹脹，腹瀉；②腰骶痛；③小便頻數或不利，遺尿。

【體會】直刺0.8～1.2寸。相比較前兩個穴位而言，關元俞還治療小便頻數、不利和遺尿。遺尿俗稱尿床，通常指小兒在熟睡時不自主地排尿。一般至4歲時僅20%的兒童有遺尿，10歲時5%有遺尿，有少數患者遺尿症狀持續到成年期。沒有明顯尿路或神經系統器質性病變者稱為原發性遺尿，佔70%～80%。兒童過了4歲還經常遺尿的話，就應該治療了。針灸治療遺尿有很好的效果，大多一兩次就治癒了。有一次，有個本院的同事帶了個親戚家的孩子，8歲了還時不時遺尿，我就扎了兩次，小孩就回老家了，當時也不知道效果，因為這不像痛證，扎完就知道疼痛是否減輕了，遺尿症又不是天天尿床，怎麼也需要觀察一個月以上。後來過了兩年，這個同事又帶來一個小孩治療遺尿，我問她上個小孩怎麼樣了，她說治療以後就再也沒犯了，所以這回帶來的孩子家長聽說這麼有效，也來北京扎針來了。我治療遺尿，就選腎俞、關元俞、八髎穴，接電針，用連續波，留針30min。治療的患者雖然不多，但是至今為止百分之百痊癒。

21. 小腸俞（BL 27）小腸背俞穴

【定位】第1骶椎棘突下，旁開1.5寸，約平第1骶後孔（見圖2-34）。

【主治】①遺精，遺尿，尿血，尿痛，帶下；②腹瀉，痢疾，疝氣；③腰骶痛。

【體會】直刺或斜刺0.8～1寸。小腸俞除了治療腰骶部疼痛及腹瀉以外，也治療男女科疾病。但是我主要還是用小腸俞治療腰骶部疼痛，男女科疾病一般用八髎穴為多。而小腸俞在骶髂肌起始部和臀大肌起始部之間，這個地方很容易出現肌肉勞損疼痛，是針刀治療的常用部位。局部有第1骶神經後支外側支、第5腰神經後支，也是腰椎間盤突出治療的常用穴位。

22. 膀胱俞（BL 28）膀胱背俞穴

【定位】第2骶椎棘突下，旁開1.5寸，約平第2骶後孔（見圖2-34）。

【主治】①小便不利，遺尿；②腰骶痛；③腹瀉，便秘。

【體會】直刺或斜刺0.8～1.2寸。膀胱俞在骶棘肌起始部和臀大肌起始部之間，主要用於治療腰骶部疼痛，用於治療尿便障礙比較少。

23. 上髎（BL 31）

【定位】第1骶後孔中，約當髂後上棘與後正中線之間（見圖2-34）。

【主治】①大小便不利，月經不調，帶下，陰挺，遺精，陽痿；②腰骶痛。

【體會】直刺1～1.5寸。上、次、中、下髎統稱八髎穴，因為它們作用相似，刺法一樣。總的來說，我用的時候習慣把八髎穴都扎上，當然很多人習慣只選擇一組穴

位。而大家最喜歡的是次髎穴，次髎穴針感強，也容易扎中。上髎也是比較容易被選中的穴位。八髎穴的刺法一般是直刺，但是針尖略向內，因為八髎穴都是在骶後孔中，我們都是摸著凹陷進針，刺中時有沉緊感，但是不提倡放射感。大家注意，八髎穴排列不像膀胱經其他穴位一樣，排成一條直線，而是四個穴位排成略向內的弧線。

24. 次髎（BL 32）

【定位】第2骶後孔中，約當髂後上棘下與後正中線之間（見圖2-34）。

【主治】①月經不調，痛經，帶下等婦科疾患；②小便不利，遺精，疝氣；③腰骶痛，下肢痿痹。

【體會】直刺1～1.5寸。一般都認為次髎穴的針感最強，作用也最強。那麼次髎穴主要治療什麼疾病呢？簡單地說就是男女科泌尿生殖系統疾病，當然還有腰骶疼痛。男科病方面療效最好的就是治療早洩和陽痿，用八髎穴和腎俞，腹部用關元和中極，艾灸或針刺都可以。

去年我治療了兩個很奇特的病，一個是不射精，一個是逆行射精，都是我們醫院男科的主任介紹來的病人。在一次一起吃飯聊天時，我說針灸治療早洩、陽痿效果很好，他說那回頭介紹些病人給我治治，結果介紹了兩個這麼難治的病人。說實在話，在此之前我都沒有見過這種病。不過，既然是同事介紹來的病人，我也不好推辭，因為確實這種病西醫也沒有什麼好辦法。我又查了大量的文獻，瞭解了這種病的病因病機，最後我選擇了八髎穴和腎俞、中極、關元、水道、太谿、足三里、太衝等穴位。治

療了大概20次，逆行射精的病人完全好了，不射精的病人也十次有五次會有高潮而射精。

25. 中髎（BL 33）

【定位】第3骶後孔中，次髎穴下內方，約當中膂俞與後正中線之間（見圖2-34）。

【主治】①便秘，腹瀉；②小便不利，月經不調，帶下；③腰骶痛。

【體會】直刺1～1.5寸。婦科病用八髎穴是最多見的，最常見的痛經，每月只要在月經來之前一週開始針灸八髎穴，一直到痛經結束為止，連續治療幾個月，基本都可以痊癒。當然這裏要除外子宮內膜異位症，這個病就不是那麼好治了，要藥物和針刺同時用上方能有效。很多病人有個誤區，總覺得月經期腰骶部不能針灸。對於痛經來說治療的最佳時期就是疼痛的時候針灸，所以無須顧忌。還有慢性盆腔炎針刺八髎穴效果也很好。

2013年我隨著「和平方舟」醫院船去亞丁灣巡診，歷時將近5個月，隨船的一名翻譯，平時經期很準時，可能是對船上的生活和環境不適應，兩個多月沒有來月經了，小腹難受得不行。因為我經常找她幫忙翻譯我的PPT和講稿，所以彼此很熟悉，有一次她就問我有沒有辦法治療，我說可以啊，摸了她的脈確實是滑脈，覺得就是該來月經了，扎了八髎穴，第二天月經就來了。後來又過了將近兩個月，她又一次月經推遲不來，我也是扎了兩次月經就來了。所以月經錯後和閉經都是可以針灸的，而且效果奇佳。當然這是建立在子宮內膜已經增殖完畢，只是尚沒

有脫落而已，此時往往能夠摸到明顯的滑脈，如果滑脈不明顯，就有可能還需要一段時間。對於閉經的患者，一定要明確地詢問患者有沒有懷孕的可能，不能確定之前不要治療，因為孕婦的八髎穴是禁止針灸的。

26. 下髎（BL 34）

【定位】第4骶後孔中，中髎穴下內方，約當白環俞與後正中線之間（見圖2-34）。

【主治】①腹痛，便秘；②小便不利，帶下；③腰骶痛。

【體會】直刺1～1.5寸。現在國家政策調整了，要二胎的人多了，不過不孕不育的患者也多了，因為生活壓力大、環境差、飲食差、不良習慣多，總之想順順利利當媽媽對於一部分人來說是個難題。我也接診過一些這樣的病人，有的有明確的病因，有的沒有什麼病因。有原因的當然就針對原因治療，沒有原因，各項檢查都正常的就是不能懷孕，那怎麼辦呢？幾年前我治療過一個類似的病人，那是一對姐妹，姐姐陪著妹妹來看病，妹妹治療的是腰肌勞損，後來姐姐說她也想扎針調理調理，我說：「調理什麼呀，扎針挺疼的，要保健自己回家按摩好了。」她說：「想要孩子，沒有避孕1年多了，各項檢查都沒問題就是懷不上。」我說：「那好吧，我幫你調理，這個月你先避孕，下個月再說。」我給她扎了八髎穴、腎俞、脾俞、肝俞、三陰交、太谿，大概就扎了六七次，月經來了就停了，後來也沒有消息。過了大半年，她妹妹腰痛又犯了找我來扎針，告訴我她們全家都非常感謝我，姐姐扎針後第

二個月就懷上了。

一般對於這種病人，要注意配合疏肝、健脾、補腎。而且針刺治療不孕的話，排卵期後最好不要扎針，因為你不知道她懷沒懷上，如果懷上了，扎八髎穴是有流產的風險的。

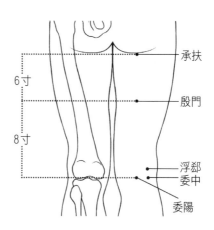

圖2-35　足太陽膀胱經大腿穴位示意圖

27. 承扶（BL 36）

【定位】臀橫紋的中點（見圖2-35）。

【主治】①腰骶臀股部疼痛；②痔疾。

【體會】直刺1～2寸。承扶在臀大肌下緣，是個治療坐骨神經痛的常用穴位，布有股後皮神經，深層為坐骨神經，深刺很容易誘發經絡感傳。像這樣在神經主幹附近的穴位，如果針刺時出現了明顯感傳，建議還是不要接電針，不然不但患者無法承受，而且還容易造成神經損傷。

28. 委陽（BL 39）三焦下合穴

【定位】膕橫紋外側端，當股二頭肌腱的內側（見圖2-35）。

【主治】①腹滿，小便不利；②腰脊強痛，腿足攣痛。

【體會】直刺1～1.5寸。委陽是三焦下合穴，可以治療小便不利、腹脹等。我很少用到它，即使用到也是用來

治療膝關節炎。

29. 委中（BL 40）合穴；膀胱下合穴

【定位】膕橫紋中點，當股二頭肌腱與半腱肌肌腱的中間（見圖2-35）。

【主治】①腰背痛，下肢痿痺；②腹痛，急性吐瀉；③小便不利，遺尿；④丹毒。

【體會】直刺1～1.5寸，「腰背委中求」，這句話說明了委中穴的第一主治。委中治療腰痛可以針刺，但更多的是用三棱針點刺膕靜脈出血，尤其是急性腰扭傷。委中穴皮下有股膕靜脈，深層內側為膕靜脈，最深層為膕動脈，還有股後皮神經、脛神經。針刺不宜過快、過強、過深，以免損傷血管和神經。

30. 膏肓（BL 43）

【定位】第4胸椎棘突下，旁開3寸（見圖2-36）。

【主治】①咳嗽，氣喘，肺癆；②肩胛痛；③虛勞諸疾。

【體會】斜刺0.5～0.8寸。膏肓穴在肩胛骨脊柱緣，有斜方肌、菱形肌，深層為髂肋肌，所以這個位置很容易出現肌肉勞損引起的疼痛。針刺可以斜向下刺，注意不要刺入過深以免引起氣胸。膏肓穴更多用於治療咳喘等

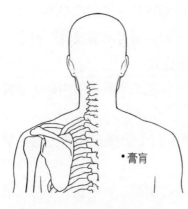

圖2-36　膏肓穴位示意圖

呼吸系統相關疾病，治療咳嗽、氣喘、肺結核的話可以用灸法。膏肓穴還治療身體正氣不足、虛勞多病。

　　這個穴位看名字就可與「病入膏肓」這句成語相聯繫，所以對一些病程日久、久治不癒的虛勞性疾病，也可以用艾灸膏肓穴來治療。

31. 秩邊（BL 54）

【定位】第4骶椎棘突下，旁開3寸（見圖2-37）。

【主治】①腰骶痛，下肢痿痹；②小便不利，便秘，痔疾。

【體會】直刺1.5～2寸。秩邊穴是治療坐骨神經痛的常用穴位，我在臨床上最喜歡針刺秩邊和環跳穴，接電針治療腰腿痛。也有深刺秩邊治療小便不利和便秘的報導。

32. 承筋（BL 56）

【定位】合陽穴與承山穴連線的中點，腓腸肌肌腹中央（見圖2-38）。

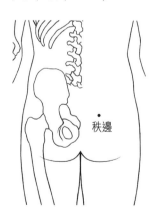

圖2-37　秩邊穴位示意圖

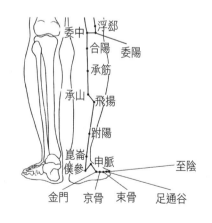

圖2-38　足太陽膀胱經小腿及足部穴位示意圖

【主治】①腰腿拘急、疼痛；②痔疾。

【體會】直刺1～1.5寸。承山和承筋兩個穴位治療範圍差不多，前面說了承扶治療痔瘡、孔最治療痔瘡，其實用承山、承筋治療痔瘡更多見，當然承山、承筋治療腰腿痛是它們的第一主治範疇，還有就是腓腸肌痙攣，俗稱「小腿抽筋」。可能不少人自己都有過抽筋的經歷，人為什麼會抽筋呢？

在中醫認為引起腿腳抽筋根本原因不過是三種：一是血和津液滋養不足；二是寒冷刺激；三是外力影響。

西醫認為抽筋的常見原因有：①疲勞、休息不足導致局部酸性代謝產物堆積，可引起抽筋。如劇烈運動時，肌肉連續收縮過快，走路或運動時間過長，使下肢過度疲勞，可使乳酸堆積，導致抽筋。②睡眠休息過多過長，血液循環減慢，使二氧化碳堆積等。③出汗過多。運動時間長，運動量大，出汗多，又沒有及時補充鹽分，體內液體和電解質大量丟失出現抽筋。④缺鈣。在肌肉收縮過程中，鈣離子起著重要作用。當血液中鈣離子濃度太低時，肌肉容易興奮而痙攣。青少年生長發育迅速，很容易缺鈣，因此就常發生腿部抽筋。老年婦女雌激素下降，骨質疏鬆，也會使血鈣水平過低而容易出現痙攣。某些慢性疾病，容易引起低鈣血症，也會導致抽筋。⑤睡眠姿勢不好，如長時間仰臥，使被子壓在腳面上，引起抽筋。⑥寒冷刺激。如冬天在寒冷的環境中鍛鍊，準備活動不充分，或夏天游泳水溫較低，都容易引起腿抽筋。晚上睡覺沒蓋好被子，小腿肌肉受寒冷刺激出現抽筋。承山穴和承筋穴

是治療腓腸肌痙攣的必選穴位。

33. 承山（BL 57）

【定位】腓腸肌兩肌腹之間凹陷的頂端處，約在委中穴與崑崙穴之間中點（見圖2-38）。

【主治】①腰腿拘急、疼痛；②痔疾，便秘。

【體會】直刺1～2寸。雖然承山穴和承筋穴主治相同，但是承山穴比承筋穴更常用，一個原因是承山穴更容易定位，剛好在兩筋中間的凹陷處，第二個原因是承山穴針感更強。所以針刺承山穴要注意不要用太強刺激，尤其是已經有明顯針感的時候。前面說了承山穴、承筋穴是治療小腿痙攣的必選穴位，那麼是按摩好還是針刺好呢？如果是正在發生小腿痙攣，還是按摩為好，就像治療足球場上運動員抽筋一樣，先伸直小腿扳腳尖，牽拉腓腸肌，緩解後拿捏腓腸肌，等到肌肉放鬆下來，然後再點按承山穴、承筋穴。如果不是正在發作，只是這段時間老犯，那針刺更加有效。直刺得氣後，接低頻電針，可以有效地控制和減少腓腸肌痙攣的發生。

34. 崑崙（BL 60）經穴

【定位】外踝尖與跟腱之間的凹陷處（見圖2-38）。

【主治】①後頭痛，項強，腰骶疼痛，足踝腫痛；②滯產。

【體會】直刺0.5～0.8寸。孕婦禁用，經期慎用。教材上寫了崑崙穴孕婦禁用，我也沒有查到文獻，但是據報導，在產程中針刺崑崙穴可減輕產婦分娩疼痛，是具有可行性的無痛分娩方法。將來大家可以試試看，按摩或者針

刺崑崙穴能否加快分娩或減輕疼痛。另外用崑崙穴治療後頭痛和頸椎病效果良好。崑崙穴和太谿穴內外相對，對治療腰骶部疼痛，兩個穴可以同時使用。

35. 申脈（BL 62）八脈交會穴（通於陽蹻脈）

【定位】外踝直下方凹陷中（見圖 2-38）。

【主治】①頭痛，眩暈；②癲狂癇，失眠；③腰腿酸痛。

【體會】直刺 0.3～0.5 寸。申脈穴是八脈交會穴，通陽蹻脈，最大的作用是治療癲癇，我對這個穴位的臨床體會是，和照海穴等配伍，治療小兒癲癇作用還是挺明顯的。當然，也可以治療局部疾病，踝關節扭傷時，申脈穴是常見的壓痛點，所以臨床中經常用申脈穴來治療局部韌帶扭傷。

36. 至陰（BL 67）井穴

【定位】足小趾外側趾甲角旁 0.1 寸（見圖 2-39）。

【主治】①胎位不正，滯產；②頭痛，目痛，鼻塞，鼻衄。

【體會】淺刺 0.1 寸。胎位不正用灸法。前面說了，井穴都可以治療頭面五官疾病，至陰穴也不例外。另外，至陰穴還有個很特殊的用法，治療胎位不正。我自己沒有用過，但是這個用法的臨床報

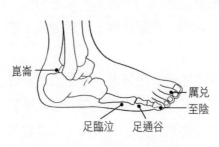

圖 2-39　足部部分穴位示意圖

導不少，應該可以嘗試。

（八）足少陰腎經(Kidney Meridian of foot-Shaoyin, KI)

◆ **經脈循行**

【原文】

《靈樞・經脈》：「腎足少陰之脈，起於小指之下，斜走足心，出於然谷之下，循內踝之後，別入跟中，以上腨內，出膕內廉，上股內後廉，貫脊屬腎，絡膀胱。

「其直者，從腎上貫肝、膈，入肺中，循喉嚨，挾舌本。

「其支者，從肺出，絡心，注胸中。」

足少陰腎經起始於足部小趾下方，向足心方向斜行，從舟骨粗隆下方出來，順內踝後方，進到足跟中，由此上行於小腿肚內側方，從膕窩內緣出來，再向上方行走於大腿內側後緣，經過脊柱，屬於腎臟，聯絡於膀胱。其直行的脈：從腎部分出，上行經過肝臟及橫膈，進入到肺部，沿喉嚨，挾於舌部。其支脈：從肺部分出，聯絡於心臟，之後流注到胸中（見圖2-40）。

◆ **主治概要**

本經腧穴主治婦科病、前陰病、腎臟病，以及與腎有關的肺、心、肝、腦病，還有咽喉、舌等經脈循行經過部位的其他病症。

◆ **本經腧穴**

1. 湧泉（KI1）井穴

【定位】足趾跖屈時，約當足底（去趾）前1/3凹陷

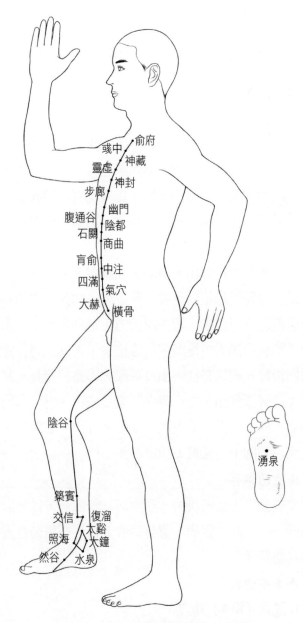

圖 2-40　足少陰腎經脈循行示意圖

處（見圖2-41）。

【主治】①昏厥，中暑，癲狂癇，小兒驚風；②頭痛，頭暈，目眩，失眠；③咳血，咽喉腫痛，喉痹；④大便難，小便不利；⑤奔豚氣；⑥足心熱。為急救要穴之一。

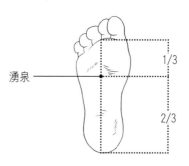

圖2-41　湧泉穴位置示意圖

【體會】直刺0.5～0.8寸。降邪宜用灸法或藥物貼敷。湧泉是腎經的第一個穴位，在氣功、武術中多會提及。以前高中時，我總以為湧泉穴在腳心的正中央，但是實際上是在足底（去趾）前1/3凹陷處。注意是腳掌不是整個腳的1/3，所以對於整個腳來說只是中點稍往前一點。在我們練習氣功或者武術站樁的時候，湧泉穴處就是重心所在的位置。湧泉穴治療的範圍比較廣，除了井穴通用的神志病和五官病外，還治療大便難、小便不利。湧泉是急救要穴，所以它的刺激量非常大，通常用於昏迷等意識不清的時候。平時很少用針去扎，但是按摩和艾灸、貼敷非常常用。我就曾經堅持過2年按摩湧泉，每天洗完腳後將湧泉穴擦熱了，有助於睡眠。另外湧泉穴貼敷肉桂末可以引熱下行，治療高血壓。

2. 然谷（KI 2）滎穴

【定位】內踝前下方，足舟骨粗隆下緣凹陷中（見圖2-42）。

【主治】①月經不調，陰挺，陰癢，白濁；②遺精，

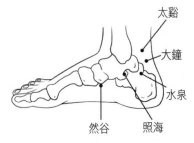

圖2-42　足少陰腎經足跟部
穴位示意圖

陽痿；③消渴，腹瀉，小便不利；④咳血，咽喉腫痛；⑤小兒臍風，口噤。

【體會】直刺0.5～0.8寸。然谷是腎經的滎穴，主要是能瀉腎經虛火，所以可以治療糖尿病，糖尿病中醫認為是肺腎陰虛引起的。由於腎經循喉嚨，挾舌本，所以還治療咽痛咳血。至於其他泌尿生殖疾病，是所有腎經穴的主治範疇，就不多說了。然谷穴我們主要用於瀉熱，有熱才用然谷。

3. 太谿（KI 3）輸穴；原穴

【定位】內踝高點與跟腱後緣連線的中點凹陷處（見圖2-42）。

【主治】①頭痛，目眩，失眠，健忘，咽喉腫痛，齒痛，耳鳴，耳聾；②咳嗽，氣喘，咳血，胸痛；③消渴，小便頻數，便秘；④月經不調，遺精，陽痿；⑤腰脊痛，下肢厥冷。

【體會】直刺0.5～0.8寸。太谿穴其重要性在所有362個穴位中可以排到前5位。曾有某張姓針灸醫師因擅長用單穴太谿穴及針藥配合治療疑難雜症，被譽為「張太谿」。在他手裏，很多病都可以用太谿穴來治療。因為腎是先天之本，太谿是腎經的原穴，所有和腎有關的疾病都可以用太谿治療。太谿穴下有脛神經經過，所以太谿的針感很強，患者會覺得有觸電感往湧泉穴方向放射。如果針

感太強，建議不要在一個患者身上反覆刺激太谿，否則容易損傷脛神經。太谿穴一般用補法，仔細觀察和觸摸太谿，如果太谿穴肌肉凹陷明顯，或者沒有彈性，觸摸上去覺得手底下很空，一般表示腎經虧虛，可以用補法輕柔持久按摩。簡單舉個例子，老年人夜尿頻多非常常見。有一次，我給一個六十多歲的老太太治療，她每天夜尿頻數，多的七八次，少的也有五六次，嚴重影響睡眠。一般夜尿多大多為腎虛腎氣不固引起。我選擇了關元、中極、水道、陰陵泉、足三里、太谿。太谿、足三里用補法，其他平補平瀉，針刺兩次後夜尿頻多的症狀就大為好轉。類似這樣的疾病最好進行手法補瀉，不要扎上針就不管了。

有一次我實在是太忙了，沒有給一個夜尿頻多的老太太提插捻轉進行手法補瀉。結果第二天患者複診，就說當天遠沒有前幾天效果好。我只好老老實實地給她在太谿穴上用補法，當天，夜尿就比原來明顯次數減少了。

4. 大鐘（KI 4）絡穴

【定位】太谿穴下 0.5 寸，當跟骨內側前緣（見圖2-42）。

【主治】①痴呆；②癃閉，遺尿，便秘；③月經不調；④咳血，氣喘；⑤腰脊強痛，足跟痛。

【體會】直刺0.3～0.5寸。大鐘為腎經絡穴，主治和太谿有類似的地方，但是這個地方不容易扎出針感，所以臨床上用得少。

不久前還有個80歲老爺子掛了號問我幾個穴位在哪裏，準備回家給自己老年痴呆的老伴按摩，其中就有大鐘

穴，然後讓我用筆點上，用相機拍下來，感念他對老伴一片赤誠之心，我也不厭其煩。不過，大鐘雖然有治療痴呆的作用，但是想要改善，施行按摩是很難達到效果的，遠遠不如針刺效果好。

5. 照海（KI 6）八脈交會穴（通於陰蹺脈）

【定位】內踝高點正下緣凹陷處（見圖2-42）。

【主治】①失眠，癲癇；②咽喉乾痛，目赤腫痛；③月經不調，帶下，陰挺，小便頻數，癃閉。

【體會】直刺0.5～0.8寸。照海是八脈交會穴，通於陰蹺脈，陰蹺脈的主治病症就是失眠和癲癇，和之前說的申脈作用類似，通常會同時使用。另外，照海也治療咽喉腫痛，因為腎經循行經過咽喉部。照海也治療踝關節扭傷，其所處的位置是踝關節內翻扭傷最常見的壓痛點。

6. 復溜（KI 7）經穴

【定位】太谿穴上2寸，當跟腱的前緣（見圖2-43）。

【主治】①水腫，汗證；②腹脹，腹瀉；③腰脊強痛，下肢痿痹。

【體會】直刺0.5～1寸。復溜我最常用的是治療下肢水腫和腹水，效果不錯。大家知道很多人坐車久了或者飛機坐久了就會下肢水腫，這是因為靜脈回流有問題，治療往往就是用彈力襪，我也嘗試穿過，滋味絕對不好受，效果也不怎麼樣。但是我用陰陵泉和復溜治療後，效果很明顯，雖然沒有能夠根治，但是已經有改善了。復溜和合谷同用治療汗證，這個我雖然嘗試過，但是效果欠佳，還是吃湯藥效果快。

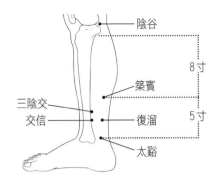 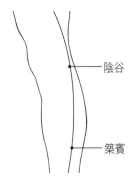

圖2-43　足少陰腎經小腿穴位
　　　　示意圖

圖2-44　陰谷穴、築賓
　　　　穴位示意圖

7. 陰谷（KI 10）合穴

【定位】屈膝，膕窩內側，當半腱肌腱與半膜肌腱之間（見圖2-44）。

【主治】①癲狂；②陽痿，月經不調，崩漏，小便不利；③膝股內側痛。

【體會】直刺1～1.5寸。陰谷在半腱肌和半膜肌之間，所以我經常用它來治療膝關節後側疼痛，但是對於癲狂和男女科病，我就很少用到陰谷了。

（九）手厥陰心包經（Pericardium Meridian of Hand-Jueyin，PC）

◆ 經脈循行

【原文】

《靈樞·經脈》：「心主手厥陰心包絡之脈，起於胸中，出屬心包絡，下膈，歷絡三焦。

「其支者，循胸出脇，下腋三寸，上抵腋下，循臑

內,行太陰、少陰之間,入肘中,下臂,行兩筋之間,入掌中,循中指,出其端。

「其支者,別掌中,循小指次指出其端。」

手厥陰心包經起於胸中,屬於心包絡,下行經過橫膈,分別聯絡於上、中、下三焦。胸部的支脈:從胸中分出,從脇部出來,下行到腋窩下三寸,又向上至腋窩下,循行於手臂內側方,在手太陰與手少陰中間,到肘窩部,再向下方前臂的兩筋之間循行,隨後進入手掌中,沿中指至指端出。掌中支脈:從手掌中分出,沿環指至其指端出(見圖 2-45)。

◆**主治概要**

本經腧穴主治心、心包、胸、胃、神志病,以及經脈循行經過部位的其他病症。

◆**本經腧穴**

1. 曲澤(PC 3)合穴

【定位】肘微屈,肘橫紋中,肱二頭肌腱尺側緣(見圖 2-46)。

【主治】①心痛,心悸,善驚;②胃痛,嘔血,嘔吐;③暑熱病;④肘臂攣痛。

【體會】直刺1～1.5寸,或點刺出血。曲澤穴是心包經的合穴,在肱二頭肌腱的尺側,有肱動、靜脈從此通過,最常見的用法是放血,治療中暑或者是暑熱感冒。也可以用來治療噁心嘔吐。

2. 內關(PC 6)絡穴;八脈交會穴(通於陰維脈)

【定位】腕橫紋上2寸,掌長肌腱與橈側腕屈肌腱之

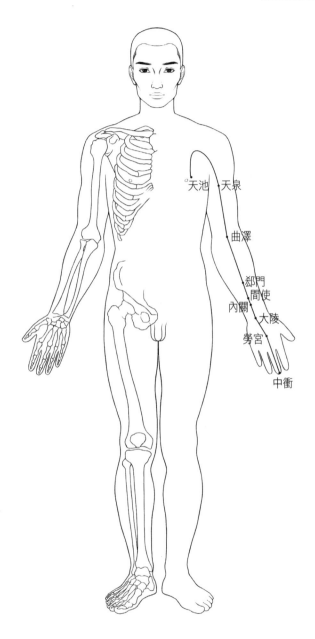

圖2-45　手厥陰心包經脈循行示意圖

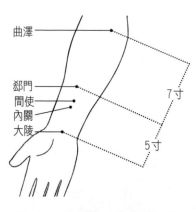

圖2-46 手厥陰心包經下臂部
穴位示意圖

間（見圖2-46）。

【主治】①心痛，心悸；②胃痛，嘔吐，呃逆；③脇痛，脇下痞塊；③中風，失眠，眩暈，鬱證，癲狂癇，偏頭痛；④熱病；⑤肘臂攣痛。

【體會】直刺0.5～1寸。內關是心包經中最重要的穴位，也是人體正經穴位中最重要的穴位之一。它是絡穴，也是八脈交會穴。「公孫衝脈胃心胸，內關陰維下總同。」內關可以用於治療脾胃病、心血管病和胸悶氣機不暢。我曾經治療一個車禍後全身多處骨折的20多歲的患者，做完手術後重症監護室請我去會診，因為這個患者大便不通四五天了，患者出車禍前剛好是吃完宴請坐車回家，我去的時候已經做完手術4天，病情穩定，意識也清楚了，主要是因為腹部脹滿、不排氣、不排便而請我去會診。這種情況在外科很多見，都會請我們針灸科會診。我扎了一次針，第二天回訪時大便都通了，當天排了五六次，宿便全出。正準備離開時，重症監護室的醫生問：「你看這個心率那麼快，針灸能不能起作用？」患者術後有心電監護，一看監護儀上顯示心率140～150次/min，醫生說，沒辦法，一降心率血壓就跟著降下去，也就只能維持在這個水平。我說可以試試。我還真沒有在心電監護下降心率的經驗，取內關、豐

隆，快速捻轉，瀉法。5min 後，心率就下降到 130 次/min 左右，再行針 30min，心率維持在 120 次/min。我也挺高興的，因為血壓沒有任何變化。第二天我再去針灸，還是選這兩個穴，心率從 120 次/min 降到了 90 次/min，大功告成。原來患者的基礎心率也有 80 多次，後來打電話回訪，醫生說心率以後也沒有再升上來。另外內關還治療打嗝、噁心嘔吐、暈車暈船。

　　還是我上大學的時候，有一年寒假回家，乘京滬線的綠皮車，過來人都可以想像有多痛苦，中途上車的都是從窗口爬進來的，車門基本擠不進來。有兩個 20 來歲的小姑娘在蘇州站從窗戶爬進來，剛開始還是很高興的，畢竟好多人都沒有爬上來，可是沒過多久就不行了，車廂裏人擠人，空氣污濁得很，有個小姑娘就暈車了想吐，我們連忙把窗戶邊的位置讓給她，吐的是涕淚橫流，最後胃都吐空了，開始吐清水了，還是止不住。我看不下去，就說如果不嫌棄我剛學會針灸，我給你扎兩針吧，小姑娘可能是不好意思拒絕，就讓我扎了兩針，一針合谷、一針內關，留針半小時，結果她到了杭州站下車時已經有說有笑了，再也沒有吐過。大家如果沒有帶針，外出碰上暈車，使勁掐這兩個穴位，也一樣有效果。

3. 大陵（PC 7）輸穴；原穴

　　【定位】腕橫紋中央，掌長肌腱與橈側腕屈肌腱之間（見圖 2-46）。

　　【主治】①心痛，心悸；②胃痛，嘔吐，口臭；③胸脇滿痛；④喜笑悲恐，癲狂癇；⑤臂、手攣痛。

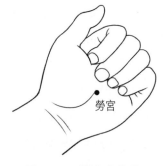

圖 2-47　勞宮穴位置
示意圖

【體會】直刺 0.3～0.5寸。大陵這個穴比較尷尬，它是心包經的原穴，所以有關心包經的疾病，大陵穴都可以治療。但是剛才說了內關穴，內關穴的主治範圍更廣，大陵穴能治的內關穴都能治，關鍵是內關穴容易扎出針感來，大陵穴在腕橫紋上，皮膚薄，肌肉少，不易產生針感。所以大家都喜歡扎內關穴，而忽視了大陵穴。

4. 勞宮（PC 8）滎穴

【定位】掌心橫紋中，第2、3掌骨中間（見圖2-47）。簡便取穴法：握拳，中指尖下是穴。

【主治】①中風昏迷，中暑；②心痛，煩悶，癲狂癇；③口瘡，口臭；④鵝掌風。

【體會】直刺0.3～0.5寸。為急救要穴之一。勞宮穴也是氣功中常用的穴位，基本上位於手掌的中心。站樁時很多時候要求兩手勞宮穴相對，虛虛抱球，勞宮穴會產生輕微的氣感。勞宮穴是心包經的滎穴，主要用於瀉心包經之火。心包有熱，口臭、口瘡是其直接表現，所以勞宮穴最大的作用是治療口臭、口瘡，可以按摩，也可以針刺。但是勞宮穴位於手心，扎針是很痛的，所以通常都不用於針刺，只有像中風昏迷、中暑等急救時才使用。

5. 中衝（PC 9）井穴

【定位】中指尖端的中央（見圖2-48）。

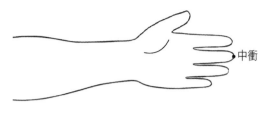

圖2-48　中衝穴位置示意圖

【主治】①中風昏迷，舌強不語，中暑，昏厥，小兒驚風；②熱病。

【體會】淺刺0.1寸；或點刺出血。為急救要穴之一。中衝位於中指指端，這和其他井穴不一樣。針刺的話都是治療中風昏迷，大部分情況都是點刺放血，治療中暑、小兒驚風及高熱。

(十)手少陽三焦經 (Triple Enerzer Meridian of Hand-Shaoyang, TE)

◆ 經脈循行

【原文】

《靈樞·經脈》：「三焦手少陽之脈，起於小指次指之端，上出兩指之間，循手表腕，出臂外兩骨之間，上貫時，循臑外上肩，而交出足少陽之後，入缺盆，布膻中，散絡心包，下膈，遍屬三焦。

「其支者，從膻中，上出缺盆，上項，系耳後，直上出耳上角，以屈下頰至𩠫。

「其支者，從耳後入耳中，出走耳前，過客主人，前交頰，至目銳眥。」

手少陽三焦經起始於環指末端，向上出於小手指和環指中間，沿手背及腕部，行於前臂外橈骨與尺骨中間，再向上貫穿肘部，循行於手臂外側，至肩部，與足少陽經交會，出其後面，進入缺盆部即鎖骨上窩，布於胸中，散絡於心包，隨後向下經過橫膈，依次屬於上、中、下三焦。胸中的支脈：從胸中向上出於鎖骨上窩，又上行頸項部，連繫耳後，並直上，從耳部出來，向上行走至額角，再彎轉向下到臉頰，直至眼下部。耳部的支脈：從耳後分出，進入到耳中，出來行走於耳前，與前脈交會在臉頰部，直至目外眥（見圖 2-49）。

◆ **主治概要**

本經腧穴主治頭、目、耳、頰、咽喉、胸脇病和熱病，以及經脈循行經過部位的其他病症。

◆ **本經腧穴**

1. 關衝（TE 1）井穴

【定位】環指尺側指甲根角旁0.1寸（見圖2-50）。

【主治】①頭痛，目赤，耳鳴，耳聾，喉痹，舌強；②熱病，心煩。

【體會】淺刺0.1寸，或點刺出血。為急救要穴之一。關衝和其他井穴一樣治療頭面五官疾病和熱病，沒有其他特殊之處。

2. 液門（TE 2）滎穴

【定位】第4、5掌指關節之間的前緣凹陷中（見圖2-50）。

【主治】①頭痛，目赤，耳鳴，耳聾，喉痹；②瘧

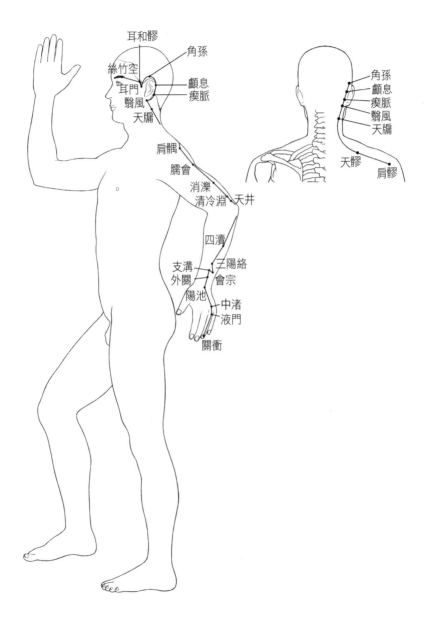

圖2-49　手少陽三焦經脈循行示意圖

疾；③手臂痛。

【體會】直刺0.3～0.5寸。液門在滎穴中還是比較常用的，用於治療頭痛、目赤腫痛、耳鳴、耳聾。液門穴還是平衡針中的「頸痛穴」，可以治療頸部不適，立竿見影。平衡針是王文遠教授所創，一般用0.35mm直徑的針，快速刺入0.8寸左右，隨即拔除，即刻效果非常明顯。

3. 中渚（TE 3）輸穴

【定位】手背，第4、5掌骨小頭後緣之間凹陷中，當液門穴後1寸（見圖2-50）。

【主治】①頭痛，目赤，耳鳴，耳聾，喉痺；②熱病；③肩背肘臂酸痛，手指不能屈伸。

【體會】直刺0.3～0.5寸。中渚穴的應用範圍和頻率就要遠遠大於液門，它是少陽經頭痛常選穴位，也是治療耳鳴、耳聾常選穴位。突發性耳聾是這兩年我治療的比較多的疾病。作為醫生，治療一種疾病大抵經過這幾個階段：一個病剛接觸覺得沒有頭緒；治好幾個以後，就覺得沒什麼難的；再治幾年，覺得自己還有很多未知的；再使勁鑽研幾年覺得這病也就這樣，有能治好的，有治不好的。突發性耳聾對於我來說，無論西醫還是中醫方面，都需要再深入研究，需要再看書、再請教、

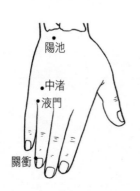

圖2-50　手少陽三焦經手
　　　　部穴位示意圖

再體會、再兼容並蓄，形成自己的治療特色。

有一個在我們醫院治療突發性耳聾的患者群，把我拉進去，我也參加了我們醫院耳聾的聯合門診，在我這裏治療的病人也不少，但是痊癒的很少。總的來說，可以分兩種病人：一種是發病一週之內就來我這裏針灸了，至今為止都好了，當然這樣的病例太少了，也就十幾個；而大多數都是西醫治療效果不佳再轉投針灸治療的，大概是3週以後，有的甚至是3個月以後，效果都不怎麼樣。所以在這裏告誡讀者，以後要是碰到突發性耳聾，一定勸他立即就診，儘早針灸。手少陽三焦經起於環指末端，經頸部上行聯繫耳內及耳前後，所以它的穴位都能治療耳部疾患。中渚、液門和外關、支溝，我經常是交替使用，因為一方面要追求針感，一方面耳聾治療時間較長，如果總扎一個穴位會引起神經損傷。

4. 外關（TE 5）絡穴；八脈交會穴（通陽維脈）

【定位】腕背橫紋上2寸，尺骨與橈骨正中間（見圖2-51）。

【主治】①熱病；②頭痛，目赤腫痛，耳鳴，耳聾；③瘰癧，脇肋痛；④上肢痿痹不遂。

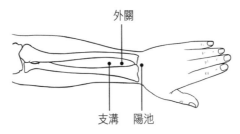

圖2-51　外關穴、支溝穴、陽池穴位置示意圖

【體會】直刺0.5～1寸。外關穴很常用，雖然它的作用強度不如內關穴，但是是三焦經的最重要的穴位，可以治療頭面五官病，尤其是三焦經的熱證。外關是這樣一個穴位，基本上三焦經的病症都能治療，能夠通行三焦經之氣血，所以並不是針對某個病症它有特殊療效，而是當想到需要調理三焦經的氣血時，我們第一個想到的就是外關穴。

5. 支溝（TE 6）經穴

【定位】腕背橫紋上3寸，尺骨與橈骨正中間（見圖2-51）。

【主治】①便秘；②耳鳴，耳聾，暴喑；③瘰癧，脇肋疼痛；④熱病。

【體會】直刺0.5～1寸。支溝的第一主治就是便秘，雖然是三焦經的穴位，可是對於便秘，支溝可以潤腸通便，比大腸經的合谷還要更加常用。支溝也可通行三焦之氣，瀉三焦之熱，治療耳鳴、耳聾。此外，支溝穴還可用於運動系統疾病，如肩背部軟組織損傷、急性腰扭傷。

6. 臑會（TE 13）

【定位】肩髃穴與天井穴連線上，肩髃穴下3寸，三角肌後緣（見圖2-52）。

【主治】①瘰癧；②癭氣；③上肢痹痛。

【體會】直刺1～1.5寸。臑會穴在臂臑之側，臑俞之下，因此叫「臑會」。治肩項癭腫、臂酸無力等症。按臑會之意，為三臑之會穴。臑會屬手少陽經穴，又為手、足少陽經及陽維脈之交會穴，故治療範圍廣泛。可以用於治

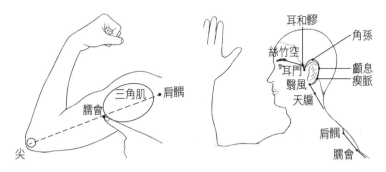

圖2-52　肩髃穴、臑會　　圖2-53　手少陽三焦經頭面部、
穴位置示意圖　　　　　　　肩部穴位示意圖

療淋巴結腫大、甲狀腺結節等較為特殊的病症，也治療肩
關節及上肢病症。

7. 翳風（TE 17）

【定位】乳突前下方與耳垂之間的凹陷中（見圖2-
53）。

【主治】①耳鳴，耳聾；②口眼歪斜，牙關緊閉，頰
腫；③瘰癧。

【體會】直刺0.5～1寸。翳風是治療耳鳴、耳聾的常
用穴，治療耳聾我最喜歡取的局部穴位就是翳風、率谷、
聽宮，但是翳風處布有耳大神經，深層為面神經幹，所以
翳風連電針時有時針感太強，患者不容易接受。同時翳風
也可以治療面神經炎，我還經常用翳風穴治療打嗝。按摩
翳風是常用的保健方法，可以耳聰目明、頭腦清醒。面神
經炎初期，耳後疼痛明顯的，可以在翳風穴或者乳突穴注
射地塞米松，能起到迅速消炎止痛的作用。有一天我接診
了個哺乳期的媽媽，患者面癱了，耳後疼痛很明顯，但是
她不想用任何藥物，我就給她在翳風穴處用三棱針點刺，

用真空抽氣罐放血，第二天來複診疼痛已明顯減輕。這是中醫減輕面神經急性炎症最有效的方法之一。

8. 角孫（TE 20）

【定位】當耳尖髮際處（見圖2-53）。

【主治】①頭痛，項強；②目赤腫痛，目翳；③齒痛，頰腫。

【體會】平刺0.3～0.5寸。我用角孫穴主要是治療少陽頭痛。但是角孫有個比較特殊的治療方法：燈心草灸角孫穴治療流行性腮腺炎。取粗而疏鬆的燈心草蘸香油點燃後點灸病側的角孫，聽到「啪」一聲即迅速脫離穴位。一次即可，有報導顯效率達90%以上。

9. 耳門（TE 21）

【定位】耳屏上切跡前，下頜骨髁狀突後緣，張口有孔處（見圖2-53）。

【主治】①耳鳴，耳聾，聤耳；②齒痛，頭頜痛。

【體會】微張口，直刺0.5～1寸。耳門和聽宮、聽會按從上到下排列，作用相似，針法相同，沒有必要再介紹了。耳門這個穴位最不容易扎，因為張口後大多數只是聽宮和聽會有凹陷，耳門需要張大口，有的人在耳門的位置根本不出現凹陷，或者有凹陷也不容易進針。在治療下頜關節紊亂的時候，耳門無須張口，就在下頜骨髁狀突後緣進針，也不需要扎出強烈針感，只要有脹感就可以。

我曾經治療過一個下頜關節紊亂的患者，平時張嘴吃飯都費勁，不敢大笑，看了好多家醫院，都說沒有什麼辦法。來我這裏也是朋友介紹的，病程已經1年多了，我給

她扎下頜關節周圍的穴位，比如上關、下關、耳門、聽宮、聽會等，鬆解周圍的韌帶肌肉，然後雙手大拇指伸到她嘴裏，用紗布墊在後槽牙上，向下牽引下頜關節，持續幾秒鐘後邊牽引邊向後上方復位，反覆3次。針刺每週3次，復位每週1次，現在已經基本恢復正常。

（十一）足少陽膽經（Gallbladder Meridian of Foot Sha-oyang, GB）

◆經脈循行
【原文】

《靈樞・經脈》：「膽足少陽之脈，起於目銳眥，上抵頭角，下耳後，循頸，行手少陽之前，至肩上，卻交出手少陽之後，入缺盆。

「其支者，從耳後入耳中，出走耳前，至目銳眥後。其支者，別銳眥，下大迎，合於手少陽，抵於䪼，下加頰車，下頸，合缺盆，以下胸中，貫膈，絡肝，屬膽，循脇裏，出氣街，繞毛際，橫入髀厭中。

「其直者，從缺盆下腋，循胸，過季脇，下合髀厭中。以下循髀陽，出膝外廉，下外輔骨之前，直下抵絕骨之端，下出外踝之前，循足跗上，入小指次指之間。

「其支者，別跗上，入大指之間，循大指歧骨內，出其端，還貫爪甲，出三毛。」

足少陽膽經起始於目外眥，上行至額角，再向下至耳後，沿脖頸，循行於手少陽經之前，至肩上後退出，交會於手少陽經，出其後，進入到鎖骨上窩部。耳部的支脈：

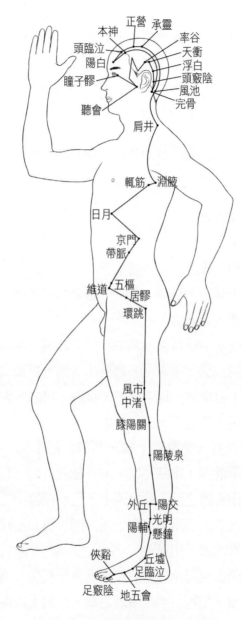

圖 2-54　足少陽膽經脈循行示意圖

從耳後分出，進入到耳中，出來行走於耳前方，至目外眥後面。外眥部的支脈：分出於目外眥，向下至大迎，與手少陽經交會後，抵至目眶下方，向下經過頰車，從頸下行會合前脈在鎖骨上窩處，由此下行進入到胸中，貫穿橫膈，聯絡於肝臟，屬於膽，順脇肋裏面，出於腹股溝動脈處，環繞陰部毛際，橫行進入髖關節處。缺盆部直行的脈：從鎖骨上窩分出，向下行走在腋窩下，經過胸部和季脇，向下與前脈會合在髖關節處，隨後由此下行於大腿的外側，經過膝骨外緣，再由腓骨前面向下抵至腓骨下端，從外踝前方出來，經足背上，進入到第四腳趾外側。足背部的支脈：從足背部分出，進入第一、第二蹠骨之間，並沿大趾內側出其末端，隨即回過來貫穿趾甲，至甲後毫毛部（見圖 2-54）。

◆主治概要

本經腧穴主治肝膽病，側頭、目、耳、咽喉、胸脇病，以及經脈循行經過部位的其他病症。

◆本經腧穴

1.瞳子髎（GB 1）

【定位】目外眥外側0.5寸，眶骨外緣凹陷中（見圖2-55）。

【主治】①頭痛；②目赤腫痛、畏光流淚、內障、目翳等目疾。

【體會】平刺0.3～0.5寸，或三棱針點刺出血。頭

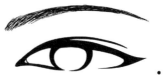

瞳子髎

圖2-55　瞳子髎穴位置
　　　　　示意圖

痛時最常用，大家可以針刺或者放血，同時，也可以用於眼科的各種疾病，我經常用它治療外展神經麻痹，一般和球後穴聯合使用。單純的外展神經麻痹，是比較少見的，我們經常會發現它跟其他支配眼肌的神經同時出現障礙，比如動眼神經、滑車神經，有時候也會出現面神經和三叉神經的問題。對於相鄰顱神經的損傷，我們要考慮好幾個方面，有可能是局部的炎症，有可能是腫瘤壓迫，還有可能是腦出血或腦梗塞。筆者曾經接診過一個27歲的小夥子，發病兩天，出現典型的左側周圍性面癱症狀，就是沒有耳後疼痛，沒有受涼病史，給予針刺治療，口服潑尼松。第二天患者在網上工作站諮詢，說眼睛不能對焦。複診時查體發現左側眼球外展略受限，左側凝視輕微複視，是外展神經損傷的症狀，遂建議神經科就診。查頭顱MRI，顯示基底節前下方見18mm × 14mm × 13mm佔位，增強考慮低級別膠質瘤。這裏，大家要注意到，患者先出現面神經的損傷，然後再出現外展神經損傷，是一個進行性加重的過程，兩者間隔只有三天，我們就要考慮，有可能是多顱神經炎，但是最有可能是腫瘤壓迫引起的。

當時我跟學生講，讓面癱患者做頭顱CT排查，有點過度醫療的意思，但是不做的話，有時候就會出現誤診，所以我們一定要對病人說明，讓他自己選擇做還是不做。大部分患者都不會去做，但是一旦出現其他症狀，我們就一定要警惕是否有可能是其他疾病，不要自以為是地做診斷。這個患者我們就給他贏得了手術的機會，一旦進一步加重，就有可能出現腦疝等嚴重的併發症。

2. 聽會（GB 2）

【定位】耳屏間切跡前，下頷骨髁狀突後緣，張口有孔處（見圖2-56）。

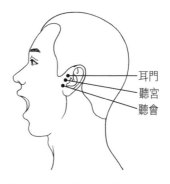

耳門
聽宮
聽會

圖2-56　**耳門穴、聽宮穴、聽會穴位置示意圖**

【主治】①耳鳴，耳聾，聤耳；②齒痛，口眼歪斜。

【體會】微張口，直刺0.5～0.8寸。聽宮、聽會主治範疇一樣，刺法一樣，由於這兩個穴位針感比較強，而且針刺後患者容易出現疼痛，故需要交替使用。說了那麼多治療耳鳴、耳聾的穴位，我給大家簡單介紹一下關於耳鳴、耳聾的自我預防和保健，無論是突發性耳聾，還是老年人聽力下降，都可以用這種方法。第一步：雙手示指和中指放置在兩側聽宮、聽會穴上，沿著耳門——角孫——耳後高骨——翳風——耳前，回到聽宮、聽會穴上，一邊按揉一邊沿上述路線運行，遇到有明顯酸脹疼痛的位置，多停留按摩1min，如此循環六次；第二步：雙手拇指向上點按乳突、風池各1min；第三步：雙手拇指、示指夾持耳郭，從耳尖到耳垂，按揉牽拉1min；第四步：鳴天鼓，用雙手掌根將耳郭折向前，遮掩住耳道，用示指彈擊枕骨粗隆，每天睡前進行36次。

3. 上關（GB 3）

【定位】下關穴直上，顴弓上緣（見圖2-57）。

【主治】①耳鳴，耳聾，聤耳；②齒痛，面痛，口眼

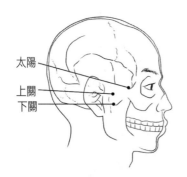

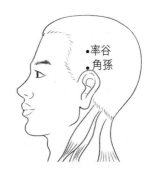

圖2-57　太陽穴、上關穴、　　圖2-58　率谷穴、角孫穴、
　　　　　下關穴位置示意圖　　　　　　　　位置示意圖

歪斜，口噤。

【體會】直刺0.3～0.5寸。上關穴和下關穴相比較而言用得比較少，也用於耳聾、耳鳴，還用於牙痛、面痛，最常用的是下頜關節紊亂。上關穴教材上多直刺，但是在用於下頜關節紊亂時，很多時候我都是斜刺，接電針，用連續波，鬆解下頜關節周圍的韌帶。

4. 率谷（GB 8）

【定位】耳尖直上，入髮際1.5寸（見圖2-58）。

【主治】①頭痛，眩暈；②小兒急、慢驚風。

【體會】平刺0.5～0.8寸。率谷是治療少陽經頭痛常用穴位，能夠疏解少陽經引起的頭痛、頭暈及其他一切上焦症狀。我經常用率谷穴和太陽穴，作為一組對穴，連電針，選擇連續波，頻率2HZ，治療偏頭痛、失眠、抑鬱和焦慮。這幾種病往往是相互聯繫、同時存在的。現在抑鬱症和焦慮症患者非常多，輕中度的抑鬱、焦慮，針灸治療效果良好。但是重度焦慮，應該讓心理科或精神科醫生介

入治療。由於很多病人不認為自己心理有疾病，在聽了一些養生講座以後，總覺得自己屬於經絡不通、氣血不調之類，對於這樣的病人，一定要推薦他去心理科就診。讓他確診以後，明白自己是有心理疾患，然後再進行針灸治療，以免造成醫療糾紛。因為這樣的患者，情緒波動大，往往針灸的效果容易被其不良的心理暗示所抵消。針灸是透過激發人體自我調節能力來治療疾病的，一旦病情變化的範圍超出了這種調節能力，還是需要外來藥物治療。

5. 風池（GB 20）

【定位】胸鎖乳突肌與斜方肌上端之間的凹陷中，平風府穴（見圖2-59）。

【主治】①中風、癲癇、頭痛、眩暈、耳鳴等內風為患者；②感冒、鼻塞、鼽衄、目赤腫痛、畏光流淚、耳聾、口眼歪斜等外風為患者；③頸項強痛。

【體會】針尖微下，向鼻尖斜刺0.8～1.2寸。風池深部中間為延髓，必須嚴格掌握針刺的角度與深度。風池穴是頭部的重要穴位，「風池」，顧名思義，可以治療和風相關的疾病，不管是內風引起的還是外風引起的，都可以用風池穴來治，比如肝風內動所導致的中風、頭痛、眩暈、癲癇，又比如外風引起的

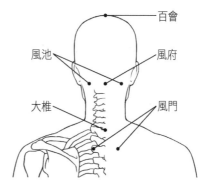

圖2-59　足少陽膽經頭頸部部分穴位示意圖

感冒、頭痛、鼻炎、口眼歪斜，都是風池的治療範圍。另外它也可以用來治療局部病症，如頸椎病、後枕部疼痛等。風池穴的刺法很重要，尤其是針刺的方向。總結起來說：針尖要針對病所。比如，鼻炎就針尖對鼻部，目赤腫痛針尖對眼睛，咽喉痛針尖對喉嚨。針刺風池穴大多以瀉法為主。大三的時候我在保定中醫院見習，經絡注射室的醫生讓我扎的第一針就是風池穴，至今為止印象深刻。那是我第一次在診室裏扎一個患者，以前雖然在自己身上，在親戚、朋友或者同學身上扎過很多次了，但還是第一次在診室裏，接診一個陌生的患者，而且扎的是風池穴這樣一個有一定危險性的穴位。當時，或者是至今為止，這是我最用心去扎的一針，真的是全神貫注。那是一個感冒的患者，她來是為了治療腰腿痛，由於感冒，她不停地流鼻涕，很難受。老師治療完她的腰腿痛後對我說：「你給她扎一針，治治感冒吧！」我選了風池穴，針尖對準她的鼻尖方向扎進去，得氣後快速捻轉，2min後，患者的鼻涕就流了出來，然後鼻子就通了。所以實際上，針灸除了臨床經驗外，專心致志很重要，真心誠意很關鍵。

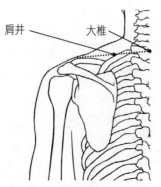

圖2-60　肩井穴、大椎穴位置示意圖

6. 肩井（GB 21）

【定位】肩上，大椎穴與肩峰連線的中點(見圖2-60)。

【主治】①頸項強痛，肩背疼痛，上肢不遂；②難產，

乳癰，乳汁不下；③瘰癧。

【體會】直刺0.5～0.8寸。內有肺尖，不可深刺；孕婦禁針。可能絕大多數人都知道肩井穴，因為很多人肩井穴有明顯壓痛。肩井穴下有斜方肌，深部為肩胛提肌與岡上肌。這三條肌肉都容易受損，可以摸到很明顯的條索和結節，在針灸和按摩中，治療頸肩痛，必選肩井穴。肩井穴還是諸陽經的交會穴，在感冒的時候提拿肩井穴有發汗通陽作用。同時肩井穴在針刺時一定要小心，它是一個針刺時非常容易引起氣胸的穴位，其用於治療頸肩痛時，假如是單純斜方肌損傷，針刺深度較淺，風險不大。如果是肩胛提肌和岡上肌的損傷，需要深刺，一定要注意方向和深度，這是一個有風險的穴位，但是又是個常用穴。古代的時候，肩井穴還用於治療難產，所以孕婦禁針。

我擅長用針刀治療頸肩痛，肩井穴也是一個經常需要鬆解的部位，用針刀更需要慎之又慎，扎淺了沒有效果，扎深了容易造成氣胸。為此我在國際上率先開展了超聲引導下針刀治療，在超聲下可以清晰地看到各個肌肉層次，治療起來更加放心大膽，大大提高了治療效果。後來我又進一步將這個方法用於其他骨傷科疾病，並且在SCI上發表了多篇相關文章，成為我的一個治療特色，探尋出新的治療手段。

7. 京門（GB 25）腎之募穴

【定位】側臥，第十二肋游離端下際處（見圖2-61）。

【主治】①小便不利，水腫；②腹脹，腸鳴，腹瀉；③腰痛，脇痛。

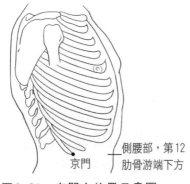

京門　側腰部，第12
　　　肋骨游端下方

圖2-61　京門穴位置示意圖

【體會】直刺0.5～1寸。京門是腎之募穴，「腎司二便」，所以京門治療小便不利、腹脹腹瀉，還常常用於治療局部疼痛。京門相對於其他募穴來說，臨床上用得還是比較少。

8. 帶脈（GB 26）

【定位】側臥，第十一肋骨游離端直下平臍處（見圖2-62）。

【主治】①月經不調，閉經，赤白帶下；②疝氣；③腰痛，脇痛。

【體會】直刺1～1.5寸。帶脈基本上位於人體的側面正中、平臍的位置，從它的名字我們就可以知道，帶脈是治療帶下病及其他婦科疾病的常用穴位。當然了，它還治療局部的腰痛和脇肋痛。在治療以腹部肥胖為主的單純性肥胖時，我也經常使用帶脈穴。

9. 居髎（GB 29）

【定位】側臥，髂前上棘與股骨大轉子高點連線的中點處（見圖2-63）。

【主治】①腰腿痹痛，癱瘓；②疝氣，小腹痛。

【體會】直刺1～1.5寸。居髎也是治療坐骨神經痛、股外側皮神經痛常用的穴位，還可以治療臀中肌、臀大肌的疼痛。居髎穴主要用於治療闊筋膜張肌的病症。闊筋膜

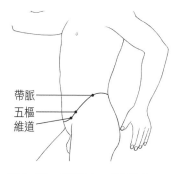
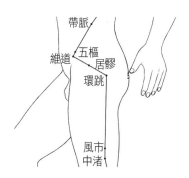

圖 2-62　帶脈穴、五樞穴、
　　　　維道穴位置示意圖

圖 2-63　足少陽膽經腰腿部
　　　　穴位示意圖

張肌位於大腿上部前上外側，主要作用是屈髖關節，長期開車的司機師傅，因為要踩剎車和油門，髖關節經常需要維持在屈曲狀態，闊筋膜張肌容易出現痙攣疼痛，鬆解闊筋膜張肌的重點部位就在居髎穴及髂前上棘一帶，可以用針灸或者按摩。

10. 環跳（GB 30）

【定位】側臥屈股，當股骨大轉子高點與骶管裂孔連線的外 1/3 與內 2/3 交界處（見圖 2-63）。

【主治】①腰胯疼痛，下肢痿痹，半身不遂；②遍身風疹。

【體會】直刺 2～3 寸。環跳在臀大肌、梨狀肌下緣，有臀下皮神經、臀下神經，深部正當坐骨神經。環跳這個穴位太著名了，一說起它，我就想到我們大學宿舍的一個同學，經常嘲笑一位著名的武俠小說名家把環跳穴寫到胳膊上。基本上只要得過坐骨神經痛、腰椎間盤突出症的患者，都會知道環跳穴。我們上大學時也以扎出環跳穴的強

烈針感為榮，大學三年級時候，我在保定市中醫院見習，針灸科的一位主任醫師非常擅長扎環跳。拿三四寸的針，選好體位一針下去，針感一下就能夠到達腳踝。像出現這樣的針感的部位，是不能夠接電針的，不然患者疼痛難忍，無法接受。如果是以臀部局部疼痛為主，建議還是不要出現明顯的放射針感。如果是以下肢痛為主，環跳出現明顯的放射針感，治療效果會更加顯著。

11. 風市（GB 31）

【定位】大腿外側正中，膕橫紋上7寸。或垂手直立時，中指尖下是穴（見圖2-63）。

【主治】①下肢痿痹、麻木，半身不遂；②遍身瘙癢。

【體會】直刺1～1.5寸。風市在闊筋膜下，此處有股外側皮神經、股神經肌支。針刺的角度和方向具體根據是什麼疾病而定。我自己就曾得過股外側皮神經炎，表現在風市周圍有一片區域明顯感覺障礙，針刺上去有一種麻脹感，摸上去有一種麻木感，使勁按壓沒有疼痛，範圍大概有手掌大，這種疾患的治療方法一般是圍刺、平刺或斜刺，不用直刺，因為其損傷部位就在皮膚。治療坐骨神經痛時，風市穴也是常用穴位，我們就應該直刺1～1.5寸。如果是全身瘙癢，應該用梅花針叩刺刺絡放血。

12. 陽陵泉(GB 34)合穴；膽之下合穴；八會穴之筋會

【定位】腓骨小頭前下方凹陷中（見圖2-64）。

【主治】①黃疸、脅痛、口苦、嘔吐、吞酸等膽腑病；②膝腫痛，下肢痿痹、麻木；③小兒驚風。

【體會】直刺1～1.5寸。陽陵泉穴是膽經中最重要的

穴位，它可以用於治療跟膽經有關係的所有疾病，而且它又是八會穴中的筋會，所以，它可以治療膝關節炎、下肢麻木疼痛之類的筋病，同時它又可以跟太衝配合使用來治療小兒驚風。陽陵泉在腓骨小頭下方，針刺時可以先直刺，然後調整針尖方向，向下方斜刺，針感可以沿著膽經一直沿小腿外側向下方傳導。針刺陽陵泉穴多用瀉法。

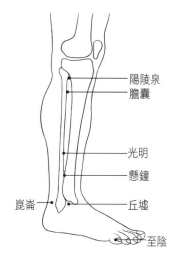

圖2-64　足少陽膽經小腿穴位示意圖

13. 光明（GB 37）絡穴

【定位】外踝高點上5寸，腓骨前緣（見圖2-64）。

【主治】①目痛，夜盲；②胸乳脹痛；③下肢痿痹。

【體會】直刺0.5～0.8寸。光明是膽經的絡穴，從它的名字就可以看出，它主要用於治療眼部疾病，比如目赤腫痛、夜盲。我經常用它治療視力下降，和眼周圍的穴位配合使用。它也可以用於治療胸脇脹痛和下肢無力、坐骨神經痛等。

14. 懸鐘（GB 39）八會穴之髓會

【定位】外踝高點上3寸，腓骨後緣（見圖2-64）。

【主治】①痴呆，中風，半身不遂；②頸項強痛，胸脇滿痛，下肢痿痹。

【體會】直刺0.5～0.8寸。懸鐘是八會穴之髓會，所

以又叫絕骨。我們可以用它補腎填精，強壯筋骨，所以可以治療一些下肢無力、半身不遂的病人，由於它可以補腎填精，所以它還可以用於治療阿茲海默症。阿茲海默症是一個非常難治的疾病，針灸治療阿茲海默症，相對於藥物來說，即時效果更加良好。只是針灸治療只能由醫生來操作，患者需要經常來院就診，無法像藥物一樣回家服用，所以，我們也無法觀察到長期針灸治療的阿茲海默症患者效果怎麼樣。但是從以往的經驗看，針灸治療阿茲海默症，短期內效果非常好，由於病例較少，也無法和藥物進行對照研究。針灸在改善患者的記憶力、生活自理能力、語言能力等方面都會有幫助。

絕骨穴是非常常用的穴位，多數用補法，針刺時一定要注意扎在筋骨之間，針感以脹痛為主，教材上都是在腓骨後緣取穴，我習慣於在外踝骨直上的腓骨前緣進針，針感更為強烈，當然，我的意見只能作為參考。

15. 丘墟（GB 40）原穴

【定位】外踝前下方，趾長伸肌腱的外側凹陷中（見圖2-64）。

【主治】①目赤腫痛，目生翳膜；②頸項痛，腋下腫，胸脇痛，外踝腫痛；③下肢痿痺。

【體會】直刺0.5～0.8寸。丘墟是膽經的原穴，能治療大部分與膽經相關的疾病。但是丘墟的第一主治作用卻是局部作用，治療足內翻。足內翻多見於下肢癱瘓，尤其是偏癱患者最容易見到。我們最常使用的是丘墟透照海，摸著丘墟的凹陷不深，很容易觸及骨頭，但是只要找好角

度，3寸針是可以穿過去到達照海
的位置的。丘墟透照海就和之前講
到的合谷透後谿一樣，是治療癱瘓
的必學刺法，一個是解決足內翻，
一個是解決手指不張，都是肌力不
足、肌張力失衡造成的，這兩個透
刺手法效果都立竿見影。

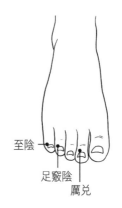

圖2-65　足竅陰穴位
置示意圖

16. 足竅陰（GB 44）井穴

【定位】第四趾外側趾甲根角
旁0.1寸（見圖2-65）。

【主治】①頭痛，目赤腫痛，耳鳴，耳聾，咽喉腫痛；
②胸脇痛，足跗腫痛。

【體會】淺刺0.1寸，或點刺出血。作為井穴，同樣
治療頭面五官疾病，和其他井穴比較沒有什麼特殊的地
方。

（十二）足厥陰肝經(Liver Meridian of Foot-Jueyin, LR)

◆ 經脈循行

【原文】

《靈樞·經脈》：「肝足厥陰之脈，起於大指叢毛之
際，上循足跗上廉，去內踝一寸，上踝八寸，交出太陰之
後，上膕內廉，循股陰，入毛中，環陰器，抵小腹，挾
胃，屬肝，絡膽，上貫膈，布脇肋，循喉嚨之後，上入頏
顙，連目系，上出額，與督脈會於巔。

「其支者，從目系下頰裏，環唇內。

「其支者，復從肝別貫膈，上注肺。」

足厥陰肝經起始於足大趾背毫毛部，向上沿足背內側走行，經內踝前一寸，上行到內踝上八寸，與足太陰經交會，出其後方，向上經膕窩內側，並沿大腿內，進入到陰毛處，環行繞過陰部，抵達小腹，挾於胃，屬於肝臟，聯絡於膽，又貫穿橫膈而上，布散在脇肋部，循行至喉嚨的後方，上行進入到鼻咽處，連接「目系」，上行出於額頭部，在巔頂部和督脈交會。「目系」的支脈：從「目系」分出，向下走於臉頰裏，再繞於嘴唇裏。肝部的支脈：從肝部分出來，貫穿橫膈，上行注於肺部（見圖2-66）。

◆主治概要

本經腧穴主治肝、膽、脾、胃病，婦科病，小腹、前陰病，以及經脈循行經過部位的其他病症。

◆本經腧穴

1. 大敦（LR 1）井穴

【定位】足大趾外側趾甲根角旁約0.1寸（見圖2-67）。

【主治】①疝氣，小腹痛；②遺尿，癃閉，五淋，尿血；③月經不調，崩漏，縮陰，陰中痛，陰挺；④癲癇，善寐。

【體會】淺刺0.1～0.2寸，或點刺出血。大敦的第一主治是疝氣，現在臨床上針灸科很少遇見這樣的病人，患者大多去外科就診，但有報導經手法復位失敗的難復性疝改用針刺大敦治療可以獲效。所以尤其是小兒疝氣，在不急於手術的情況下，可以嘗試按摩或者針刺大敦。本穴還

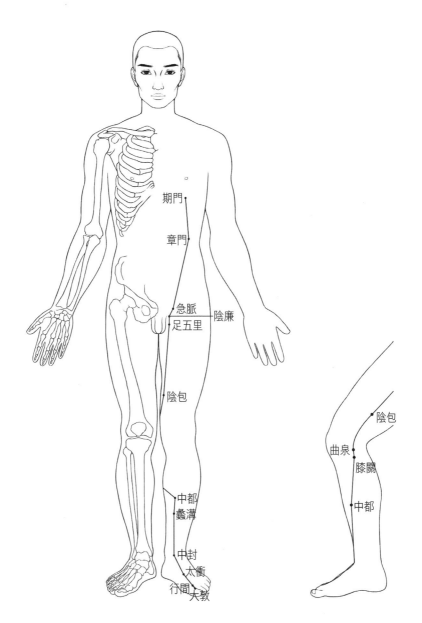

期門

章門

急脈　陰廉
足五里

陰包

陰包

曲泉
膝關

中都

中都
蠡溝

中封
太衝
行間　大敦

圖 2-66　足厥陰肝經脈循行示意圖

用於治療月經不調，配合隱白，直接艾炷灸，有補益肝脾、調理衝任的作用，主治功能性子宮出血。

2. 行間（LR 2）滎穴

【定位】足背，當第1、2趾間的趾蹼緣上方紋頭處（見圖2-67）。

【主治】①中風，癲癇；②頭痛，目眩，目赤腫痛，青盲，口歪；③月經不調，痛經，閉經，崩漏，帶下，陰中痛，疝氣；④遺尿，癃閉，五淋；⑤胸脇滿痛；⑥下肢內側痛，足跗腫痛。

【體會】直刺0.5～0.8寸。行間在各經的滎穴中，相對而言算是常用穴位。主要用於瀉肝經之火，清肝經風熱。針刺時針尖略向下斜刺該穴0.5～1寸，使局部酸脹感向足背放射，行間和太衝主治範圍相似，行間勝在清熱的力量較強，而太衝穴行氣力量較強。

所以行間用於去火，像目赤、頭脹痛用行間較好，太衝用於疏肝，像月經不調、胸脇滿痛、中風、癲癇用太衝較好。這兩個穴位都可以用於平日保健調理，按摩時手法宜重，瀉法為主。

3. 太衝（LR 3）輸穴；原穴

【定位】足背，第1、2跖骨結合部之前凹陷中（見圖2-67）。

【主治】①中風，癲狂癇，小兒驚風；②頭痛，眩暈，耳鳴，目赤腫痛，口歪，咽痛；③月經不

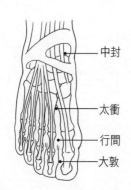

中封
太衝
行間
大敦

圖2-67　足厥陰肝經足部穴位示意圖

調，痛經，閉經，崩漏，帶下；④脇痛，腹脹，嘔逆，黃疸；⑤癃閉，遺尿；⑥下肢痿痹，足跗腫痛。

【體會】直刺0.5～0.8寸。太衝穴是肝經的第一要穴，它經常用於疏解肝經氣機不暢，所以一切需要疏肝解鬱的疾病都可以用太衝穴來治療。比如眩暈耳鳴、月經不調、脇痛腹脹。

也可以用於一些肝陽上亢的疾病，用於引熱下行，比如中風、癲癇、小兒驚風。太衝經常配合陽陵泉穴和期門穴，同時應用於肝膽經表裏同治。

4. 章門（LR 13）脾之募穴；八會穴之臟會

【定位】第十一肋游離端下際（見圖2-68）。

【主治】①腹痛，腹脹，腸鳴，腹瀉，嘔吐；②脇痛，黃疸，痞塊，小兒疳疾。

【體會】直刺0.8～1寸。章門穴是脾之募穴，八會穴之臟會。說起來應該很重要和常用，但是實際上用於治療脾胃疾病遠沒有中脘穴、足三里穴、三陰交穴用得多。主要原因一個是針刺章門穴有一定風險，右側在肝臟下緣，左側在脾臟下緣，遇到肝脾腫大的患者容易扎傷內臟。所以平時我們要是碰到需要用章門穴的時候，最好問一聲患者是否有肝脾大，或者是否做過腹部超聲。章門穴我主

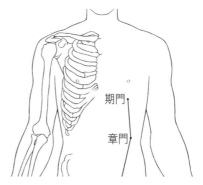

圖2-68　期門穴、章門穴
位置示意圖

要用於治療肝脾不和引起的脾胃病。這樣的患者很多，在臨床上我往往會配合中藥，最常用的基礎方就是小柴胡湯加金鈴子散。

也有患者不能夠耐受中藥，單純針灸效果也很好，尤其是治療腹脹腹痛，配合中脘、足三里、內關、太衝，在很短的時間裏就會取得良好療效。

5. 期門（LR 14）肝之募穴

【定位】乳頭直下，第六肋間隙，前正中線旁開4寸（見圖2-68）。

【主治】①胸脇脹痛，乳癰；②嘔吐，吞酸，呃逆，腹脹，腹瀉；③奔豚；④傷寒熱入血室。

【體會】斜刺或平刺0.5～0.8寸，不可深刺，以免傷及內臟。本穴為肝經的最末一穴，從此處肝經之氣血注入肝臟，所以對於熟悉仲景《傷寒論》的醫生來說，期門穴是很熟悉的一個穴位，用於治療「傷寒熱入血室」。簡單說就是治療經期發熱後出現閉經、發熱，嚴重的甚至出現神志症狀。服用小柴胡湯，並且刺期門，可以引熱外行。期門穴最常用於治療胸脇脹痛、乳腺炎或者乳腺結節，這些病主要是由於肝氣不舒引起。

現代人情緒緊張，精神抑鬱的人太多了，尤其是女性，表現出來的就是乳腺增生，對這種病，控制情緒是第一要務。期門穴也可以作為自己保健按摩用，平時可以用手掌沿肋間隙，從大包穴一直斜擦到期門穴，擦熱為止。

二、奇經八脈

　　奇經八脈除了任、督二脈及帶脈的循行沒有爭議外，其他五脈各個經典中描述各有側重，在這裏我們主要還是參考《黃帝內經》《難經》和《奇經八脈考》。經絡所過的穴位也是選取教材收載穴位作為標準。

　　對於奇經八脈除了任、督二脈以外的六脈，古往今來的研究都比較少，沒有很好地挖掘它們的功效，我這個後學者也不例外，只有些許體會，僅供借鑒。

（一）督脈（Governor Meridian, GV）

◆ 經脈循行
【原文】
　　《難經·二十八難》：「督脈者，起於下極之輸，並於脊裏，上至風府，入屬於腦。」
　　督脈起於小腹內，下出於會陰部，向後、向上行於脊柱的內部，上達項後風府，進入腦內，上行巔頂，沿前額下行鼻柱，止於上唇內齦交穴（見圖2-69）。

◆ 主治概要
　　本經腧穴主治神志病，熱病，腰骶、背、頭項等局部病症及相應的內臟病症。

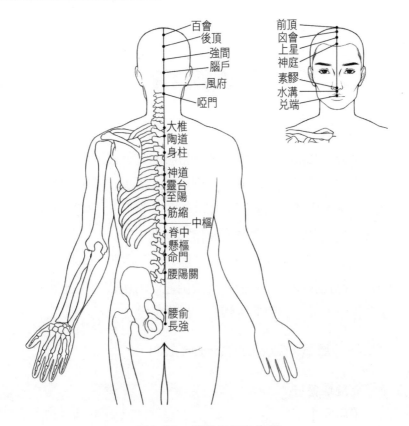

百會
後頂
強間
腦戶
風府
啞門

前頂
囟會
上星
神庭
素膠
水溝
兌端

大椎
陶道
身柱
神道
靈台
至陽
筋縮
中樞
脊中
懸樞
命門
腰陽關

腰俞
長強

圖2-69　督脈循行示意圖

◆本經腧穴

1. 長強（GV 1）督脈絡穴

【定位】跪伏或胸膝位，當尾骨尖端與肛門連線的中點處（見圖2-69）。

【主治】①腹瀉，痢疾，便血，便秘，痔瘡，脫肛；②癲狂癇，瘈瘲，脊強反折。

【體會】緊靠尾骨前面斜刺0.8～1寸；不宜直刺，以免傷及直腸。長強穴主要用來治療痔瘡，不過我也很少

用，但是可以在小兒腹瀉的時候，進行按摩或者艾灸。癲狂癇可以在長強穴針刺或者埋線，總而言之，由於它位置的特殊性，所以臨床上用得還是比較少。我還曾經用它治療尾骨端疼痛，取得了良好療效。長強穴針刺都是斜刺，得氣後局部略有脹感，一般治療尾骨端疼痛，就直接扎在骨面上。但是在氣功練習中，長強是非常重要的一個穴位，因為它是督脈的第一穴，在我們所說的運行小周天時，任脈之氣必須與督脈之氣相連，或者說氣從任脈往督脈運行時，長強穴是第一個必須要過的關卡。

2. 腰俞（GV 2）

【定位】正當骶管裂孔處（見圖2-70）。

【主治】①腹瀉，痢疾，便血，便秘，痔瘡，脫肛；②月經不調，閉經；③腰脊強痛，下肢痿痹。

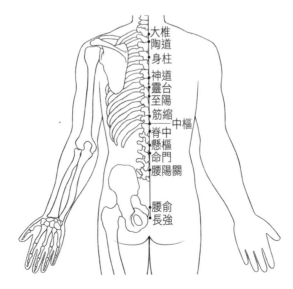

圖2-70　督脈背部穴位示意圖

【體會】向上斜刺0.5～1寸。腰俞這個穴位，我們平時是基本不用的，在這裏介紹它是因為我們需要從這個地方進行骶管注射，這是屬於西醫的範疇了，但是畢竟針灸科最常見的疾病就是腰椎間盤突出症，在腰5骶1椎間盤突出，有椎管內的炎症時，有些時候我們也會進行骶管注射，而腰俞剛好位於骶管裂孔處，所以我們需要明確它的位置。

3. 腰陽關（GV 3）

【定位】後正中線上，第4腰椎棘突下凹陷中；約與髂脊相平（見圖2-70）。

【主治】①腰骶疼痛，下肢痿痹；②月經不調，赤白帶下；③遺精，陽痿。

【體會】向上斜刺0.5～1寸。多用灸法。腰陽關是重要的體表標誌之一，它剛好和髂嵴相平，也就是我們平時繫皮帶的位置，所以往往由腰陽關來定位腰背部各個穴位。很多人可能會誤認為腰最細的位置就是腎俞和命門所在，實際上不是的，腰最細的位置是腰陽關和它旁邊的大腸俞，所以腰疼我們扎的阿是穴最多的是位於大腸俞和腰陽關附近，而不是腎俞，因為無論是腰椎間盤突出症還是腰肌勞損，最常見的患病部位都是位於腰3、腰4、腰5、骶1等位置，因為這幾個位置相對來說受力最大。不久前我的診室裏來了一個中醫藥大學的實習醫生，我在告訴他如何定位時，就提到了這個問題。我們治療腰肌勞損痛或者腰椎間盤突出症時，經常針灸或按摩的穴位，實際上是氣海俞、大腸俞、關元俞，而不是腎俞。

4. 命門（GV 4）

【定位】後正中線上，第2腰椎棘突下凹陷中（見圖2-70）。

【主治】①腰脊強痛，下肢痿痹；②月經不調，赤白帶下，痛經，閉經，不孕；③遺精，陽痿，精冷不育，小便頻數；④小腹冷痛，腹瀉。

【體會】向上斜刺0.5～1寸，多用灸法。毫無疑問，命門穴是全身陽氣的根本所在，我記得上大學的時候曾經聽過一次講座，老師說命門火不滅，這人就能活下來；命門火衰敗，這生命就不能持久。但是實際上我們在扎針的時候很少扎命門，命門多用於保健，艾灸命門，是補腎陽的最佳方法，對一切寒證都可以用艾灸命門來治療。

在陰陽交替的季節，比如春分、秋分、冬至和夏至，是進行艾灸命門的最佳時節。我們上大學的時候，一到這四個時節，尤其是冬至，走在男生宿舍的樓道裏，就可以聞到各個宿舍門裏透出艾草的味道，推開門都是煙霧繚繞，那都是在艾灸命門。督脈總督一身陽經，而命門是一身陽氣之根本所在。

5. 筋縮（GV 8）

【定位】後正中線上，第9胸椎棘突下凹陷中（見圖2-70）。

【主治】①癲狂癇；②抽搐，脊強，背痛，四肢不收，痙攣拘急；③胃痛，黃疸。

【體會】向上斜刺0.5～1寸。督脈行於脊中，上貫入腦，為諸陽之海，筋縮顧名思義可以緩解筋脈攣縮，故又

可治療癲癇。同時筋縮在第9胸椎棘突下，和肝俞平齊，所以還能治療與肝相關的很多疾病，比如抽搐、脊背強直、黃疸等。

6. 身柱（GV 12）

【定位】後正中線上，第3胸椎棘突下凹陷中；約與兩側肩胛岡高點相平（見圖 2-70）。

【主治】①身熱頭痛，咳嗽，氣喘；②驚厥，癲狂癇；③腰脊強痛；④疔瘡發背。

【體會】向上斜刺 0.5～1 寸。身柱穴在第3胸椎棘突下凹陷中，和肺俞平齊，所以它的主治範圍和肺俞類似，可以治療外感及咳嗽氣喘。身柱穴顧名思義是人身之柱，像脊背強直疼痛、抽搐、癲癇都可以用它治療。

7. 陶道（GV 13）

【定位】後正中線上，第1胸椎棘突下凹陷中（見圖 2-70）。

【主治】①熱病，瘧疾；②惡寒發熱，咳嗽，氣喘，骨蒸潮熱；③癲狂，脊強。

【體會】向上斜刺 0.5～1 寸。陶道是人身上重要的骨性標誌，一定要注意和大椎區別開，很多人不能分清它和大椎穴，因為很多人第1胸椎和第7頸椎棘突都很明顯地隆起。一般可以這樣來區別：讓患者轉頭，手摸上去，棘突跟著頭一起轉動的就是大椎，不一起動的就是陶道。陶道的主治範圍和身柱差不多。有些人坐姿不正，看電腦時頭向前探，久而久之，大椎和陶道的位置會出現一個明顯的隆起，這個隆起不僅讓人覺得這個地方有不適感，而且

會影響上位頸椎的受力方向，導致第5、6頸椎和第6、7頸椎椎間盤突出。解決的根本方法就是改變坐姿和站姿，知易行難，我治療過很多這樣的患者，有的是得了頸椎病來找我，有的就是因為這個「鼓包」來找我。

去年有個慕名而來的東北姑娘，為了頸椎病從遙遠的滿洲里來北京找我用小針刀治療，效果很好，但是這個「鼓包」還是很明顯，後來我讓她回家再接著練習幾個動作，此後也沒有再來複診。這個「鼓包」在軍人中很少出現，良好的姿態可以避免這些日積月累的損傷。

8. 大椎（GV 14）

【定位】後正中線上，第7頸椎棘突下凹陷中（見圖2-71）。

【主治】①熱病，瘧疾；②惡寒發熱，咳嗽，氣喘，骨蒸潮熱，胸痛；③癲狂癇，小兒驚風；④項強，脊痛；⑤風疹，痤瘡。

【體會】向上斜刺0.5～1寸。大椎是個很著名的穴位，武俠小說中也經常出現。大椎最常用的功能就是退熱，感冒發熱時大椎大多有發涼的感覺，可以施行拔火罐去寒氣。如果發熱明顯，可以在大椎穴點刺放血拔罐。大椎是「諸陽會」，是頸椎和胸椎交界的地方，治療頸椎病最常使用到它。大椎穴相比較其他頸椎來說，更加穩定，不容易發生關節紊亂，但是一旦出現了就很難讓其復位。

大學時候有段時間，我的頸椎就出了問題，大椎那個地方始終不舒服，同學幫我摸了摸，說是大椎歪了，但是就是扳不回去，我又找了好幾個專家看，還是沒有扳正，

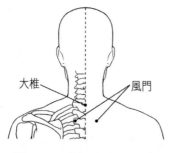

圖2-71　大椎穴位置示意圖

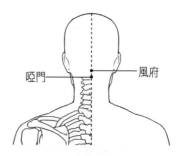

圖2-72　啞門穴、風府穴
位置示意圖

後來只能每天按一按，過了一個多月才好。大椎還是治療癲狂癇和小兒驚風必選的穴位，如果發作，可以使勁按壓大椎。像痤瘡、蕁麻疹等皮膚病，都認為是肺胃有熱，也可以在大椎處刺絡放血。

9. 啞門（GV 15）

【定位】正坐，頭微前傾，後正中線上，入髮際上0.5寸（見圖2-72）。

【主治】①暴喑，舌緩不語；②中風，癲狂癇，癔症；③頭重，頭痛，頸項強急。

【體會】正坐位，頭微前傾，項部放鬆，向下頜方向緩慢刺入0.5～1寸；不可向上深刺，以免刺入枕骨大孔，傷及延髓。啞門和風府的刺法一樣，可是對於像我們這樣科班出身的人，沒有人手把手教怎麼扎的，很少有人會去碰這兩個穴位。曾經有人在業界推廣用啞門穴來治療聾啞病人，據說效果明顯，但是出事的也不少，所以這兩個穴位輕易不要用。

10. 風府（GV 16）

【定位】正坐，頭微前傾，後正中線上，入髮際上1寸（見圖2-72）。

【主治】①中風，癲狂癇，癔症；②眩暈，頭痛，頸項強痛；③咽喉腫痛，失音，目痛，鼻衄。

【體會】正坐位，頭微前傾，項部放鬆，向下頜方向緩慢刺入0.5～1寸；不可向上深刺，以免刺入枕骨大孔，傷及延髓。相比較啞門穴，風府穴的治療範圍更廣，因為，很多經脈是從風府穴進入顱內的，而邪氣也有可能從風府穴入腦。「風府」顧名思義，風邪之所聚，所以外感風邪引起頭痛的，除了扎風池外，還可以用風府穴。針刺風府穴應該斜向下刺，成年人刺入1寸之內一般問題不大。當然我還是很謹慎，一般不是沒有其他辦法的情況下，不會取風府穴。

11. 百會（GV 20）

【定位】後髮際正中直上7寸，或當頭部正中線與兩耳尖連線的交點處（見圖2-73）。

【主治】①中風，痴呆，癲狂癇，癔症，瘛瘲；②頭風，頭痛，眩暈，耳鳴；③驚悸，失眠，健忘；④脫肛，陰挺，腹瀉。

【體會】平刺0.5～0.8寸；升陽舉陷可用灸法。百會穴估計大家都聽說了，它是人體最高

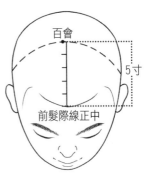

圖2-73　百會穴位置示意圖

點，氣功學上要求站樁或者打坐時「虛靈頂勁」，這「頂」字就是用在百會穴上，讓百會穴向上頂起來，這樣，整個人是放鬆的，但又不懈怠。好多人初期打坐時，坐著坐著就打瞌睡了，那就是因為腰也塌下去了，百會穴也沒有頂起來，人就鬆懈了。所以無論打坐還是站樁，都需要時時提醒自己，感知自己的姿勢，及時糾正和調整。

我經常用百會穴來治療阿茲海默症、失眠、健忘，一般是和與它相鄰的四神聰穴交替使用，這是必取的穴位，可以提神醒腦、開竅醒神。還有百會穴可以升舉陽氣，用於治療脫肛腹瀉、子宮脫垂等，作用類似於中藥當中的補中益氣丸，不過多數是用艾灸的方法。由於頭頂有頭髮，艾灸不是特別方便，我也經常用針刺，療效尚可。

12. 上星（GV 23）

【定位】囟會穴前1寸，或額前部髮際正中直上1寸（見圖2-74）。

【主治】①頭痛，目痛，鼻淵，鼻衄；②熱病，瘧疾；③癲狂。

【體會】平刺0.5～0.8寸。上星穴我一般只用來治療頭痛和鼻炎，而頭痛也是局部取穴，治療前額痛和巔頂痛，不用於偏頭痛。治療鼻炎時和通天穴交替使用。過敏性鼻炎是個很難治療的疾病，而現在空氣環境比較惡劣，這類病人數量急劇增多，我

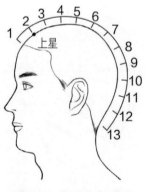

圖2-74　上星穴位置
示意圖

習慣的取穴是迎香、上迎香、通天和上星，以這4個穴位為主穴。一般扎上後很快鼻子就通氣了，但是想要以後都不犯，還要加上中藥、三伏貼等進行整體治療。曾經治療一個本院同事的孩子，13歲就診時已經得了過敏性鼻炎好幾年了，每次季節交替時都會發作，每天要用掉一盒紙巾。經由我的針灸、中藥治療，一週就好了，然後讓他每年貼三伏貼，第二年症狀明顯減輕，第三年就沒有再發作。現在孩子已經長大了，在美國一所大學攻讀碩士，他依然還記得我這個十年前給他治鼻炎的醫生。

13. 印堂（GV 29）

【定位】在額部，當兩眉頭的中間（見圖2-75）。

【主治】頭痛，眩暈，鼻衄，鼻淵，小兒驚風，失眠。

【體會】提捏局部皮膚，平刺0.3～0.5寸，或用三棱針點刺出血，可灸。印堂穴在有的書上認為它是「上丹田」，針刺時平刺或向下，常用於治療頭痛，尤其是前額痛，以及鼻竇炎引起的頭痛。我經常用它治療失眠，這還是上大學時候針灸治療學的老師教給我們的，針刺得氣後，快速捻轉，讓針下的位置有一種沉緊感，讓患者整個前額有一種沉重感。

這種治法我在臨床上已用二十年，效果都非常好。

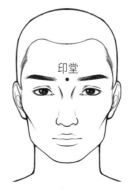

圖2-75　印堂穴位置示意圖

14. 水溝（GV 26）（人中 Rénzhōng）

【定位】在人中溝的上 1/3 與下 2/3 交界處（見圖 2-76）。

【主治】①昏迷，暈厥，中風，中暑，癔症，癲狂癎，急慢驚風；②鼻塞，鼻衄，面腫，口歪，齒痛，牙關緊閉；③閃挫腰痛。

【體會】向上斜刺 0.3 ～ 0.5寸，強刺激，或用指甲掐按。為急救要穴之一。水溝又叫人中，這是

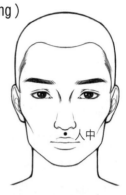

圖 2-76　人中穴位置示意圖

個家喻戶曉的穴位，哪怕是不識字的老太太都知道。暈倒掐人中，中暑掐人中，昏迷掐人中，癲癇掐人中，只要是意識不清都可以掐人中。那麼掐人中的目的是什麼呢？

目的是讓患者能夠儘快恢復意識，因為人中的刺激量很大，也就是掐上去很痛，由於「痛」患者有反應而蘇醒。所以人中雖然是急救要穴，但並不是所有的急救都可以使用的。比如心肌梗塞，患者臉色煞白，心前區痛得受不了，都要暈過去了，這個時候不應該再給他掐人中進行疼痛刺激，而應該掐內關，增加冠狀動脈供血，減輕心臟耗氧。

（二）任脈（Ren Meridian, CV）

◆ 經脈循行

【原文】

《素問‧骨空論》：「任脈者，起於中極之下，以上

毛際，循腹裏，上關元，至咽喉，上頤，循面，入目。」

　　任脈起於小腹內，下出會陰部，向前上行於陰毛部，在腹內沿前正中線上行，經關元等穴至咽喉部，再上行環繞口唇，經過面部，進入目眶下，聯繫於目（見圖2-77）。

◆**主治概要**

　　本經腧穴主治小腹、臍腹、胃脘、胸、頸、咽喉、頭面等局部病症和相應的內臟病症，部分腧穴有強身健體作用，也可治療神志病。

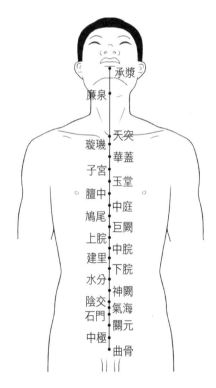

圖2-77　任脈循行示意圖

◆本經腧穴

1. 會陰（CV 1）

【定位】男性在陰囊根部與肛門連線的中點處；女性在大陰唇後聯合與肛門連線的中點處（見圖 2-78）。

【主治】①溺水窒息，昏迷，癲狂癇；②小便不利，遺尿，陰痛，陰癢，脫肛，陰挺，痔瘡；③遺精，月經不調。

【體會】直刺 0.5～1 寸。孕婦慎用。會陰穴在氣功裏是很重要的穴位，但是由於位置的原因，針刺取穴時我從來沒有用過它。倒是現在我們科裏有一種灸凳，人坐上去，就可以灸會陰穴，我們一般用它來治療前列腺炎、小便障礙等。

2. 中極（CV 3）膀胱募穴

【定位】前正中線上，臍下 4 寸（見圖 2-79）。

【主治】①遺尿，小便不利，癃閉；②遺精，陽痿，

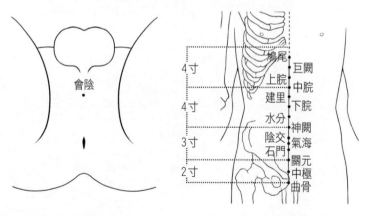

圖 2-78　會陰穴位置　　圖 2-79　任脈腹部穴位
　　　　　示意圖　　　　　　　　　　示意圖

不育；③月經不調，崩漏，陰挺，陰癢，不孕，產後惡露不止，帶下。

【體會】直刺1～1.5寸。孕婦慎用。中極是膀胱經的募穴，主治泌尿生殖系統疾病，臨床應用極其廣泛。中極刺法有兩種，一種是直刺，一種是斜向下方刺。在治療月經病、盆腔炎的時候，一般是直刺，而治療泌尿系統疾病的時候是斜刺，遺精、陽痿、不育也是斜刺。斜刺針尖向下，要求針感能夠直通尿道。

治療尿瀦留的時候，患者膀胱充盈，憋脹感很明顯時，一定要注意不要過於深刺，因為刺入過深容易刺破膀胱，但是這種概率很小，因為膀胱壁還是很厚的，只有在極度充盈的時候，才會出現這種情況。

3. 關元（CV 4）小腸募穴

【定位】前正中線上，臍下3寸（見圖2-79）。

【主治】①中風脫證，虛勞冷憊；②少腹疼痛，腹瀉，痢疾，脫肛，疝氣；③五淋，便血，尿血，尿閉，尿頻；④遺精，陽痿，早洩，白濁；⑤月經不調，痛經，閉經，崩漏，帶下，陰挺，惡露不盡，胞衣不下。

【體會】直刺1～1.5寸。多用灸法。孕婦慎用。關元穴又稱「下丹田」，是治療脫證虛勞的要穴。灸關元可以大補元氣，除了腎陰虛明顯的人，其他體質虛弱的人都可以使用。灸關元也可以補脾氣，用於治療腹瀉脫肛；可以固腎氣，用於治療遺精早洩；可以驅宮寒，用於治療痛經、閉經。所以不是說只有陽氣虛的人才可以用，只要陰虛不是很明顯，都可以灸關元保健。大家沒法判斷的時

候，可以先嘗試艾灸，如果沒有上火，就可以用。丹田氣足，人的精神才健旺。針刺時以直刺為主，如果是治療泌尿系統疾病，如中極穴刺法。

4. 石門（CV 5）三焦募穴

【定位】前正中線上，臍下2寸（見圖2-79）。

【主治】①腹脹，腹瀉，痢疾，繞臍疼痛；②奔豚，疝氣，水腫，小便不利；③遺精，陽痿；④閉經，帶下，崩漏，產後惡露不止。

【體會】直刺1～1.5寸。孕婦慎用。石門穴用得比較少，因為補腎大多是用氣海、關元。如果是泌尿系統疾病就用中極，但是石門是三焦經的募穴，可以用於一些氣血、水液代謝障礙的疾病，比如腹脹、大小便不通、閉經等。

5. 氣海（CV 6）肓之原穴

【定位】前正中線上，臍下1.5寸（見圖2-79）。

【主治】①虛脫，形體羸瘦，臟氣衰憊，乏力；②水穀不化，繞臍疼痛，腹瀉，痢疾，便秘；③小便不利，遺尿；④遺精，陽痿，疝氣；⑤月經不調，痛經，閉經，崩漏，帶下，陰挺，產後惡露不止，胞衣不下；⑥水腫，氣喘。

【體會】直刺1～1.5寸。多用灸法。孕婦慎用。在任脈臍下這幾個穴位中，氣海和關元是偏重於補益的，其他穴位偏於瀉法，氣海顧名思義是陽氣之海，主要用於臟氣衰憊、乏力等氣虛證，所以也多用灸法。還可以用於治療泌尿生殖疾病及腹部疾病。和關元比較而言，關元作用力

偏於腎氣，或者和腎精密切相關，主要為先天之本。而氣海穴無論腎氣、脾氣還是肺氣都與其有關係，為一身之氣所繫，可以用於治療水腫和氣短。灸氣海補的是氣，灸關元補的是腎。

6. 神闕（CV 8）

【定位】臍窩中央（見圖 2-79）。

【主治】①陽氣暴脫，形寒神憊，尸厥，風癇；②腹痛，腹脹，腹瀉，痢疾，便秘，脫肛；③水腫，鼓脹，小便不利。

【體會】一般不針刺，多用艾炷隔鹽灸法。神闕這個穴位大家都知道，就在肚臍上，肚臍不容易清潔，所以一般是不扎針的，多用艾炷隔物灸。我自己也嘗試過隔薑灸。把生薑片扎上很多眼，把艾絨捏成炷狀或者直接將艾條剪成炷狀，放在薑片上，用香點燃，讓它緩慢燃燒到局部疼痛時挪開。神闕穴也可以用來按摩，多是用手掌面來按揉，治療腹脹腹痛。中學時候，我一直被我的脾胃病所困擾，所以當時養成一個習慣，飯後或者臨睡前順時針、逆時針按揉神闕穴，能起到一定的保健作用。

7. 下脘（CV 10）

【定位】前正中線上，臍上2寸（見圖 2-79）。

【主治】①腹痛，腹脹，腹瀉，嘔吐，食穀不化；②小兒疳疾，痞塊。

【體會】直刺1～1.5寸。上、中、下脘穴都是治療消化系統疾病的穴位，其中中脘最為常用，上脘用得最少。其實用下脘還是用上脘穴主要取決於腹脹腹痛的位置，靠

上就取上脘，靠下就取下脘。

8. 中脘（CV 12）胃之募穴；八會穴之腑會

【定位】前正中線上，臍上4寸。或臍與胸劍聯合連線的中點處（見圖2-79）。

【主治】①胃痛，腹脹，納呆，嘔吐，吞酸，呃逆，疳疾，黃疸；②癲狂癇，臟躁，尸厥，失眠，驚悸，哮喘。

【體會】直刺1～1.5寸。上面說了，中脘最常用，因為它是胃之募穴、八會穴之腑會。所以一切與脾胃有關的疾病都可以用中脘，而脾胃為後天之本、氣血生化之源，實際上很多疾病都或多或少與其相關。而如果是因為要調理脾胃來協助其他臟腑氣血的恢復時，我們是不會取上脘和下脘的，只會去取中脘。因為中脘才是調理脾胃最重要的穴位，它的作用類似於足三里。久病不癒，我們會去調理脾胃。比如面癱日久，超過三個月沒好，我就會加上中脘、氣海、足三里、三陰交。

中脘穴也可以用艾灸，我自己就嘗試過，深刻體會到了脾主水液代謝的作用。按理來說，艾灸是補陽氣的，灸完容易口渴，需要喝水，我艾灸中脘穴，往往灸的時候滿口生津，因為我是一個脾虛有濕的體質，灸中脘補脾氣，讓水液四散布達，所以口舌生津。

9. 上脘（CV 13）

【定位】前正中線上，臍上5寸（見圖2-79）。

【主治】①胃痛，嘔吐，呃逆，腹脹；②癲癇。

【體會】直刺1～1.5寸。剛才說了上脘用得相對較

少，但它除了治脾胃病以外，還用於治療癲癇。這裏所指的癲癇，多數是「慢驚風」，和脾虛有關。胃和十二指腸潰瘍和炎症引起的疼痛都位於上腹部，所以實際上上脘穴使用的頻率還是很高的。

10. 巨闕（CV 14）心之募穴

【定位】前正中線上，臍上6寸。或胸劍聯合下2寸（見圖2-79）。

【主治】①癲狂癇；②胸痛，心悸；③嘔吐，吞酸。

【體會】向下斜刺0.5～1寸。不可深刺，以免傷及肝臟。巨闕是心之募穴，但是我從來沒有用它來治療過心臟病。需要注意的是，在巨闕穴所在的位置出現疼痛時，一定要分辨是不是心臟病。曾經有個同事跟我說他在原來的單位剛上班不久，就碰到科室出了件大事，患者在扎完針後，覺得「心口窩」，也就是巨闕附近疼痛不適，醫生沒有及時處理，過了十幾分鐘患者就不行了，最後認為是因為心肌梗塞猝死了。雖然不是扎針引起的，但是在診室就診時發生的事，病人家屬可就不理解了，鬧了很長時間。所以其實醫生都要「戰戰兢兢、如履薄冰」，啥事都要提高警惕，往最壞裏想，最大可能地規避風險。

11. 鳩尾（CV 15）任脈絡穴；膏之原穴

【定位】前正中線上，臍上7寸。或劍突下，胸劍聯合下1寸（見圖2-79）。

【主治】①癲狂癇；②胸滿，咳喘；③皮膚痛或瘙癢。

【體會】向下斜刺0.5～1寸。鳩尾是任脈絡穴和膏之

原穴，我一般用它治療胃痛或者十二指腸潰瘍疼痛。鳩尾和巨闕下面都是肝臟，所以輕易不要深刺。其實我對鳩尾穴的體驗主要來自氣功。初三時候我得了上消化道出血，此後經常劍突下疼痛，尤其是饑餓的時候，吃了很多藥病情都是時好時壞，吃了就好點，不吃就犯。那時候我念大學的姐姐給我帶回來一本氣功集錦之類的書，我就自己照著書瞎練，先吸氣入體，呼氣時感覺有一股熱流沿任脈往下，最後停在下丹田，也就是關元穴。剛開始練時，氣息短，到不了下丹田，就在鳩尾和巨闕附近，只要一出現劍突下痛，我就練一練，把氣息引導到疼痛的部位，感覺局部暖洋洋的，一會兒疼痛就消失了。後來，我每天都練，就這樣堅持了一年多，胃潰瘍就慢慢好了。

12. 膻中（CV 17）心包募穴；八會穴之氣會

【定位】前正中線上，平第4肋間隙。或兩乳頭連線與前正中線的交點處（見圖2-80）。

【主治】①咳嗽，氣喘，胸悶，心痛，噎嗝，呃逆；②產後乳少，乳癰。

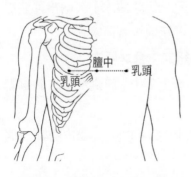

圖2-80 膻中穴位置示意圖

【體會】平刺0.3～0.5寸。膻中在氣功裏是一個大穴，中丹田，又是心包募穴，八會穴之氣會，所以是氣所聚之處。臨床應用上主要是用於寬胸順氣，治療咳嗽、氣喘、胸悶，也可以用於治

療乳腺結節等病。由於它在兩乳之間，對於女性取穴不方便，所以用得比較少。我主要用它來治療抑鬱症，可以起到開胸順氣的作用。

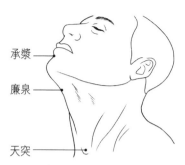

圖2-81　承漿穴、廉泉穴、天突穴位置示意圖

13. 天突（CV 22）

【定位】胸骨上窩正中（見圖2-81）。

【主治】①咳嗽，哮喘，胸痛，咽喉腫痛；②暴喑，癭氣，梅核氣，噎嗝。

【體會】先直刺0.2～0.3寸，然後將針尖向下，緊靠胸骨柄後方刺入1～1.5寸。必須嚴格掌握針刺的角度和深度，以防刺傷肺和有關的動、靜脈。天突穴在治療咳嗽、哮喘中用得非常多，但是天突的風險也很大。

我一般都不按教材上寫的先直刺0.2～0.3寸，然後在胸骨柄後方向下刺，我一般就向下斜刺0.3～0.5寸左右，同樣可以取得療效。對於咳嗽咽癢嚴重的患者，我最常用的是在環狀軟骨上找一個阿是穴，可以用指甲去刮它，沿著環狀軟骨間隙刮，讓它有明顯的酸脹感，甚至可以向上下方放射。如果酸脹感覺不強烈，就可以用針刺，快速捻轉得氣後不留針，效果奇佳。

14. 廉泉（CV 23）

【定位】微仰頭，在喉結上方，當舌骨體上緣的中點處（見圖2-81）。

【主治】①舌強不語，暴喑，喉痹，吞嚥困難；②舌

緩流涎，舌下腫痛，口舌生瘡。

【體會】向舌根斜刺0.5～0.8寸。廉泉穴很重要，我最常用它治療的是吞嚥障礙，記得有一次我在答辯的時候說：「吞嚥障礙是針灸的治療強項，無論是哪種疾病引起的吞嚥障礙，無論患者胃管插了多久，只要他意識清楚，能夠配合治療，我們就有信心把他的胃管拔掉。」我們科病房收的吞嚥障礙病人，只要是符合上述條件的，都把胃管拔掉了，患者最終能夠自己飲食了，我們用的主穴就是廉泉和夾廉泉。同樣，對於言語不清、構音障礙的患者也是針刺這兩個穴位，效果也很好。

去年上半年我還治療了一個聲帶麻痹的患者，當地醫院喉鏡檢查發現，聲帶在中間位固定，一動不動。醫生說，你估計這輩子很難發聲了，後來經她的親戚推薦來北京找我治療，針灸十幾次以後就痊癒了，我扎的也主要是廉泉穴。廉泉還可以用來治療舌後墜，舌後墜的患者平躺著睡覺會出現明顯的打呼嚕症狀，所以針刺或者按摩廉泉穴還可以治療呼吸暫停綜合徵，平時愛打呼嚕的朋友不妨自己試試天天按摩廉泉穴，看有多大的效果。

15. 承漿（CV 24）

【定位】頦唇溝的正中凹陷處（見圖2-81）。

【主治】①口歪，齒齦腫痛，流涎；②暴喑，癲狂。

【體會】斜刺0.3～0.5寸。承漿穴是任脈的最後一個穴位，從此處就要與督脈相交會，在氣功學上是很重要的一個穴位。從針灸上來說，這個穴位下有面神經的下頜支及頦神經分支，所以主要適用於面癱的治療。

　　一般來說，我習慣於用經外奇穴「夾承漿」來治療下唇歪斜，但是，當面癱超過三個月後，下嘴唇仍不能恢復正常時，我會由調整承漿穴提高療效。

(三)衝脈（Chong Meridian）

◆經脈循行
【原文】

　　《靈樞・逆棄順肥瘦》：「夫衝脈者，五臟六腑之海也，五臟六腑皆棄焉。其上者，出於頏顙，滲諸陽，灌諸精；其下者，注少陰之大絡，出於氣街，循陰股內廉，入膕中，伏行骭骨內，下至內踝之後屬而別。其下者，並於少陰之經，滲三陰；伏於出跗屬，下循跗，入大指間。」

　　衝脈起於小腹內，下出於會陰部，向上行於脊柱內；其外行者經氣衝與足少陰經交會，沿著腹部兩側，上行至胸中而散，並上達咽喉，環繞口唇；向下的一支，注入足少陰經，從氣衝部分出，沿大腿內側下行進入膕窩中，下行於小腿深部脛骨內側，到足內踝後的跟骨上緣分出兩支，與足少陰經並行；其中向前行的一支，從內踝後的深部跟骨上緣處分出，沿著足背進入大趾間（見圖2-82）。

◆交會腧穴
　　會陰、陰交（任脈）、氣衝（足陽明胃經）、橫骨、大赫、氣穴、四滿、中注（足少陰經）、肓俞、商曲、石關、陰都、腹通谷、幽門（足少陰腎經）。

◆主治病症
　　腹部氣逆而拘急。

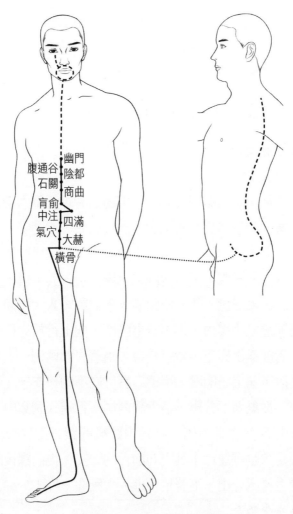

幽門
腹通谷　陰都
石關　商曲
肓俞
中注　四滿
氣穴　大赫
　　橫骨

圖 2-82　衝脈循行示意圖

　　【體會】衝脈從小腹出來，一支沿脊柱內往上走，一支和腎經交會往上走，到胸口、到咽喉，往下走也是和腎經並行。去年八月份，我們大學同學畢業二十年聚會，大家一起談人生境遇，交流治病感受。一個同學就說了他在

大學裏給一個親戚針灸，扎的陰交穴，患者覺得有兩股氣流就從針灸穴位分出，沿大腿內側緩慢下行到小腿內側，一直到內踝。和衝脈的走行路線一模一樣，然後又從下往上一直走到咽喉，而且患者的感覺就是原來的腹脹氣短憋悶豁然開朗。陰交穴是衝脈穴和任脈的交會穴，而衝脈的症候就是腹部氣逆而拘急。這個同學大學畢業後就做了骨科醫生，後來還去法國留學，回國後從事創傷骨科的工作，一直都沒有再從事針灸工作，但是他說就那一次，那全神貫注的一針，讓他從此確信經絡一定是真實存在的。

（四）帶脈（Dai Meridian）

◆經脈循行

【原文】

《難經‧第二十七難》：「帶脈者，起於季脇，回身一周。」

帶脈起於季脇部的下面，斜向下行到帶脈、五樞、維道穴，橫行繞身一周（見圖2-83）。

◆交會腧穴

帶脈、五樞、維道（均屬足少陽膽經）。

◆主要病症

腹滿，腰部覺冷如坐

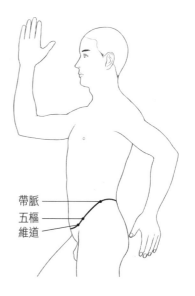

帶脈
五樞
維道

圖2-83　帶脈循行示意圖

水中。

【體會】其他十二正經和奇經八脈都是直著走行的，唯有帶脈這條經絡是橫行繞身一周。五樞、維道穴我很少用，用的時候也都是因為局部病症。但是帶脈我經常使用，主要用於利濕。

我認為，無論是腹滿，還是腰部覺冷如坐水中，都是濕氣的一種表現，而臨床上濕氣重的人很多。比如肥胖症、高血脂症，都可以用帶脈來治療。

(五)陰維脈 (Yinwei Meridian)

◆ 經脈循行
【原文】

《素問·刺腰痛論》：「刺飛陽之脈，在內踝上五寸，少陰之前，與陰維之會。」《難經·二十八難》：「陰維，起於諸陰交也。」

陰維脈起始於小腿部的內側方，經過大腿的內側，向上循行到腹部，交會於足太陰經，再經胸部，在頸部與任脈相交會（見圖2-84）。

◆ 主要病症
心痛、憂鬱。

◆ 交會腧穴

築賓（足少陰腎經）、府舍、大橫、腹哀（足太陰脾經）、期門（足厥陰肝經）、天突、廉泉（任脈）。

【體會】在這些交會穴中，陰維脈中肯定是以築賓穴為代表，但是我對築賓穴沒有什麼研究，倒是覺得應

用期門治療心痛、抑鬱效果不錯。

去年年初，很多事情糾結在一起，我老覺得胸悶、心前區疼痛，自己心裏也害怕別有什麼事，做了肺CT、冠狀動脈CT，檢查結果沒發現什麼大事，做了心理測試是嚴重抑鬱、中重度焦慮。心理科的醫生讓我吃藥，我也沒吃，自己調整心情，每天都堅持按摩各個關節穴位，其中就有擦期門穴，最後慢慢就好了。

（六）陽維脈（Yangwei Meridian）

◆經脈循行

【原文】

《素問·刺腰痛論》：「陽維之脈，脈與太陽合腨下間，去地一尺所。」《難經·二十八難》：「陽維起於諸陽會也。」

陽維脈起始於足跟部的外側，上行經外踝，循足少陽經行走至髖關節處，沿脅肋的後側方，經腋窩後部上達肩部，直到前額處，隨後轉到後項部，與督脈交會（見圖2-85）。

◆交會腧穴

金門（足太陽膀胱經）、陽交（足少陽膽經）、臑俞（手太陽小腸經）、天髎（手少陽三焦經）、肩井（足少陽膽經）、頭維（足陽明胃經）、本神、陽白、頭臨泣、目窗、正營、承靈、腦空、風池（足少陽膽經）、風府、啞門（督脈）。

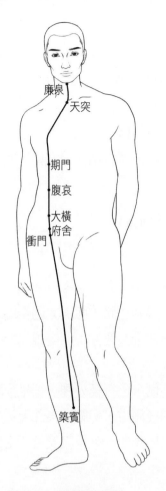

圖 2-84　陰維脈循行
示意圖

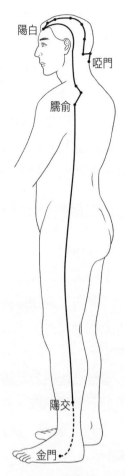

圖 2-85　陽維脈循行
示意圖

◆**主要病症**

惡寒發熱，腰痛。

【體會】足太陽膀胱經的金門穴是陽維脈的代表穴位，所以能夠由金門穴治療惡寒發熱、腰痛，這都是膀胱經的病症。其實，更常用於治療惡寒發熱的還有肩井

穴、風池穴、風府穴，這是外邪最容易侵犯的位置。它們
所屬的膽經和督脈其實都不治療惡寒發熱，而是透過陽維
脈來治療。

(七)陰蹻脈 (Yinqiao Meridian)

◆ 經脈循行
【原文】

《靈樞・脈度》：「（陰）蹻脈者，上陰之別，起於
然骨之後，上內踝之上，直上循陰股；入陰，上循胸裏，
入缺盆；上出人迎之前，入頄，屬目內眥。合於太陽、陽
蹻而上行。」《難經・二十八難》：「陰蹻脈者，亦起於
跟中，循內踝上行，至咽喉，交貫衝脈。」

陰蹻脈起始於足舟骨的後側，向上經內踝的上方，直
接循大腿的內側部走行，再經陰部及胸部的內側，直至鎖
骨上窩缺盆部，向上經過人迎的前方，沿顴骨部，到達目
內眥，交會於足太陽膀胱經與陽蹻脈。（見圖 2-86）。

◆ 交會腧穴
照海、交信(足少陰腎經)、睛明(足太陽膀胱經)。

◆ 主要病症
多眠，癃閉。

【體會】照海是陰蹻脈的代表穴位，但是像睡覺多這
樣的疾病我真的很少遇到，也沒有治過。癃閉倒是很常見
的疾病，針灸照海穴效果很好，但是沒有用照海穴單獨來
治療的，大多是用腹部和腰部的穴位為主穴。我用照海主
要還是治療癲癇和咽痛。

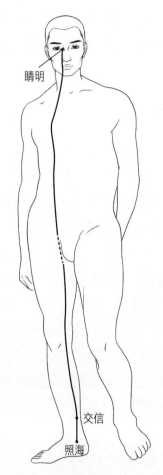

圖 2-86　陰蹻脈循行示意圖

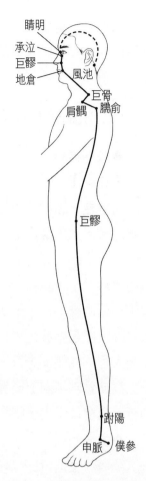

圖 2-87　陽蹻脈循行示意圖

（八）陽蹻脈（Yangqiao Meridian）

◆經脈循行

【原文】

《靈樞・寒熱病》：「足太陽有通項入於腦者正屬目本，名曰眼系……在項中兩筋間，入腦乃別陰蹻，陽蹻，

陰陽相交……交於目內眥。」《難經・二十八難》：
「陽蹻脈者，起於跟中，循外踝上行入風池。」

陽蹻脈起始於足跟部的外側方，沿外踝部向上到腓骨的後緣，經大腿外側，過脇肋，到達肩部，再經過頸部向上挾口角部，進入到目內眥，交會於陰蹻脈，然後循足太陽經到前額部，在風池處與足少陽經交會（見圖2-87）。

◆ **交會腧穴**

申脈、僕參、跗陽（足太陽膀胱經）、居髎（足少陽膽經）、臑俞（手太陽小腸經）、肩髃、巨骨（手陽明大腸經）、天髎（手少陽三焦經）、地倉、巨髎、承泣（足陽明胃經）、睛明（足太陽膀胱經）。

◆ **主要病症**

不眠，目痛從內眥始。

【體會】申脈是陽蹻脈的代表穴位，但是好像這些交會穴中治療不眠的真的不常用，我們用申脈治療癲癇為多，和照海相對，申脈主要用於治療白天發作的癲癇，照海用於治療晚上發作的癲癇。

三、常用奇穴

常用奇穴（Extra points, EX）按部位分述如下。

（一）頭頸部穴（Points of Head and Neck, EX-HN）

1. 四神聰（EX-HN 1）

【定位】在頂部，當百會前後左右各1寸，共4穴（見圖2-88）。

【主治】①頭痛，眩暈，失眠，健忘，癲癇；②目疾。

【體會】平刺0.5～0.8寸。四神聰雖然很多書上說可以用艾灸，但是我很少用，不僅是因為有頭髮不方便，還因為「頭為諸陽之會」，是陽氣聚集之處，再用艾灸容易上火。大家可能說那百會穴為什麼可以灸呢？那是因為它們主治不一樣。四神聰主要用於治療頭疼眩暈、失眠健忘。從它的名字就可以判斷這是個健腦醒神的穴位，而百會穴有升提陽氣的作用，這是四神聰所不具備的。發揮開竅醒神的作用的時候，百會穴和四神聰可以同時應用，也可以交替使用，兩者作用相似。

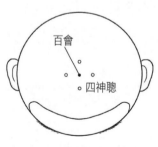

圖2-88 四神聰穴位置示意圖

2. 太陽（EX-HN 5）

【定位】在顳部，當眉梢與目外眥之間，向後約一橫指的凹陷處（見圖2-89）。

【主治】①頭痛；②目疾；③面癱。

【體會】直刺或斜刺0.3～0.5寸，或點刺出血。可灸。太

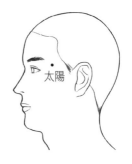

圖2-89　太陽穴位置示意圖

陽穴大家應該都知道，或許大家也沒有想到，這麼著名的穴位居然不是在十四經上，屬於經外奇穴。

看武俠小說時，經常會提到「太陽穴高高隆起」，說明這是個「內家高手」，不知道大家平時注意到沒有，太陽穴高高隆起的人很少，但是太陽穴凹陷下去的人不少，這樣面容的人眼角容易往下耷拉，顯得不美觀，而且看上去不陽光。有的人很在意，會去整形科做填充。這也是一個精氣神衰老的表現，如果積極鍛鍊，營養均衡，太陽穴就不會凹陷下去。

太陽穴是顳骨比較脆弱的地方，武術中有「雙風貫耳」這個招式，擊打的就是太陽穴，容易造成顳骨骨折。太陽穴是治療偏頭痛的要穴，也是治療抑鬱失眠的常用穴位。很多電影就有這個動作，演員一煩躁不安了，就揉太陽，或者書上經常有這樣的描述：「太陽穴處的血管怦怦直跳。」遇到這樣的時候，在太陽穴處針刺和放血都可以緩解頭疼和緊張情緒。

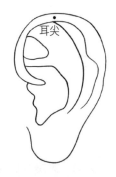

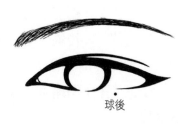

圖2-90　耳尖穴位置示意圖　　　圖2-91　球後穴位置示意圖

3. 耳尖（EX-HN 6）

【定位】在耳郭的上方，當折耳向前，耳郭上方的尖端處（見圖2-90）。

【主治】①目疾；②頭痛；③咽喉腫痛。

【體會】直刺0.1～0.2寸。可灸。有一天，我正開車和同學一起去拜訪一個奧地利來的教授，是我們導師的朋友。在路上手機響了，我一看是我們醫院一個朋友，就讓同學接了，她說她孩子得了瞼腺炎，比前一天腫得更加嚴重了，問我耳尖在哪裏。

耳尖是耳穴中非常常用的穴位，甚至於連她這個非醫學專業的人都知道能用耳尖幹什麼。我用耳尖從來就是放血，沒有針刺和艾灸，能治療一切上火的病症。最多見的就是瞼腺炎、咽痛咳嗽、口腔潰瘍、頭痛、高血壓、痤瘡、失眠等，效果很好。

2013年我隨船出海，在海上漂了5個月，有的人就得了高血壓，我就是施行貼耳穴、耳尖放血來治療的，大部分人都恢復正常了。

4. 球後（EX-HN 7）

【定位】在面部，當眶下緣外 1/4 與內 3/4 交界處（見圖 2-91）。

【主治】目疾。

【體會】輕壓眼球向上，向眶緣緩慢直刺 0.5～1.5 寸，不提插。球後在眼輪匝肌中，深部為眼肌。進入眶內可刺及眶下神經幹、下直肌、下斜肌，有眼神經和動眼神經分布。球後穴在之前已經多次提到了，它和睛明、承泣是治療眼科疾病最常用的 3 個穴位，刺法和承泣穴相似，只不過因為其靠眼眶外側，所以針尖要略向內。球後針刺相對睛明穴要安全一些，不容易出血，不過都要注意出針後要及時按壓。

有一段時間，我們醫院對新入職的護士有個體檢，視力要求達到 0.5，這就有很多想要留下來工作的護士來找我針灸，只要是不低於 0.3 的，施行針刺後，基本上體檢沒有問題。我後來去別的科會診，經常能碰上一兩個護士跟我打招呼，都是原來找我扎過針治療近視的。近視的治療，提高容易維持難，很多小孩假性近視時來找我們治療，家長第一句就是問能不能治好。我想說的是，如果你能嚴格讓小孩遵守用眼衛生，就能好，但是實際上都做不到，改變生活學習習慣，何其難哉。

5. 上迎香（EX-HN 8）

【定位】在面部，當鼻翼軟骨與鼻甲的交界處，近鼻唇溝上端處（見圖 2-92）。

【主治】鼻炎。

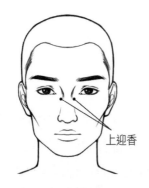

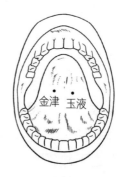

圖2-92　上迎香穴位置
　　　　示意圖

圖2-93　金津穴、玉液穴
　　　　位置示意圖

【體會】向內上方平刺0.3～0.5寸。上迎香我覺得在治療鼻炎上，比迎香穴效果更好，在鼻唇溝的末端沿鼻唇溝的走行方向向內上方刺，很多人當時鼻子就通了。如果還不好，尤其是嗅覺也有問題時，可以扎內迎香，就在鼻孔裏面和上迎香正對之處。內迎香容易出血，也不容易止血，所以一般都是用上迎香和迎香來共同治療鼻炎。這個穴位和迎香穴一樣，平時可以由按摩來治療和保健，對慢性鼻炎同樣有效。

6. 金津、玉液（EX-HN 12,EX-HN 13）

【定位】在口腔內，當舌系帶兩側靜脈上，左為金津，右為玉液（見圖2-93）。

【主治】①口瘡，舌強，舌腫；②嘔吐，消渴。

【體會】點刺出血。金津、玉液兩個穴位，其實就是一個，它的深層有舌神經、舌下神經，但是因為只是放靜脈的血，所以刺激不到神經。我用金津、玉液就是治療舌頭不靈活、活動受限，導致說話不清、吞嚥困難，這在腦

血管病中太多見了。尤其看到舌下兩側靜脈顏色較深、迂曲粗大時，一定有淤血徵象，需要點刺金津、玉液，點刺完了可以讓患者自己嘬吸，以便放出更多血來。如果患者舌後墜明顯，不能捲起來露出金津、玉液，可以一手用紗布捏住舌頭牽引出來，一手持針點刺。

7. 牽正

【定位】在面頰部，耳垂前0.5～1寸處（見圖2-94）。

【主治】口喎、口瘡。

【體會】向前斜刺0.5～0.8寸；可灸。牽正穴在咬肌中，淺層有耳大神經分布；深層有面神經頰支、下頜神經咬肌支和咬肌動脈分布。牽正穴顧名思義就是治療口眼歪斜的，主要用於治療面癱。面癱是表情肌癱瘓，但是大家看到牽正穴是在咬肌中，不是在表情肌上，不過深層有面神經的頰支。所以牽正穴我用灸法多，很少用電針，而且牽正最好是刺得深一點。

8. 翳明（EX-HN 14）

【定位】在項部，當翳風後1寸（見圖2-94）。

【主治】①頭痛，眩暈，失眠；②目疾，耳鳴。

【體會】直刺0.5～1寸。可灸。翳明在胸鎖乳突肌上，穴區淺層有耳大神經和枕小神經分布；深層有副神經、頸神經後支和耳後動脈分布；再深層有迷走神經幹、副神經幹和

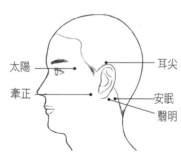

圖2-94　牽正穴、翳明穴、安眠穴位置示意圖

頸內動、靜脈經過。很多人頸椎不適，伴有眩暈頭痛，頭枕部和頸部交界處很多地方會出現壓痛點，翳明就是其中一個。鬆解翳明穴不僅可以治療頭痛，還可以治療眼疾和耳鳴、耳聾。

我曾經治療過一個78歲的老人，他患有嚴重的頸椎病，局部軟組織僵硬疼痛，下肢無力，上肢麻木，針灸效果不好，於是我對他進行了針刀治療。第一次鬆解了下頸段和肩部，患者症狀有所好轉。一週後，進行第二次針刀治療鬆解了上頸段和頭枕部，其中就包括了翳明穴，治療完成後，患者當時就覺得困擾他幾十年的耳鳴突然消失了，聽力雖然還沒有恢復多少，但是也有所改善。此後我教耳聾患者自己按摩保健時，都要按翳明穴。

大家自己也可以試試按摩翳明穴，耳朵和眼睛都會感覺清亮很多。

9. 安 眠

【定位】在項部，當翳風穴與風池穴連線的中點（見圖2-94）。

【主治】①失眠，頭痛，眩暈；②心悸；③癲狂。

【體會】直刺0.8～1.2寸。可灸。安眠穴挨著翳明穴，治療作用相似，顧名思義，治療失眠為主，基本上我都會在治療失眠時加上這個穴位。失眠是一個治療起來很困難的疾病，有的療效好，有的不好，受情緒干擾很大。雖然在臨床上我治療的失眠患者數以千計，但是療效依然不是很穩定。總的來說，有長期口服鎮靜藥物史的患者療效較差。

所以，我在這裏提醒讀者，當自己覺得睡眠品質不好時，別急著吃藥控制，可以先嘗試針灸，最初的失眠症狀是可以用最簡單的按摩就可以治療的，效果不好再針刺，如果還不行再考慮用藥物治療。

(二)胸腹部穴(points of chest and Abdomen, EX-CA)

子宮 (EX-CA 1)

【定位】在下腹部，當臍中下4寸，中極旁開3寸（見圖2-95）。

【主治】①陰挺；②月經不調，痛經，崩漏；③不孕。

【體會】直刺0.8～1.2寸。子宮穴我主要用它來治療盆腔炎。盆腔炎這個疾病的病狀範圍很廣泛，它會引起月經不調、痛經、不孕，所以我覺得子宮穴能夠治療上述的這些疾病實際上是由治療盆腔炎來達到的。對於這類患者，我們經常可以在子宮穴附近找到反應點。

我曾經治療過一個43歲的女性，她主要是因為慢性盆腔炎來就診，給她查體時可以觸及子宮穴附近有明顯的壓痛，她也有痛經史，月經有血塊，顏色發暗，我就取了子宮穴、中極、關元、血海、三陰交、太谿，治療半個月後盆腔炎就好了。

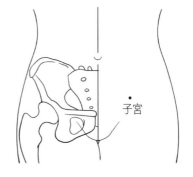
子宮

圖2-95 子宮穴位置示意圖

（三）背部穴（Points of Back, EX-B）

1. 定喘（EX-B1）

【定位】在背部，當第7頸椎棘突下，旁開0.5寸（見圖2-96）。

【主治】①哮喘，咳嗽；②肩背痛，落枕。

【體會】直刺0.5～0.8寸。可灸。定喘穴，名如其用，就是用於治療哮喘咳嗽的，穴位貼敷、針刺、火罐都可以應用，是一個治療哮喘咳嗽的常用主穴。哮喘表現為發作性咳嗽、胸悶及呼吸困難。空氣污染（SO2、NO）可致支氣管收縮、一過性氣道反應性增高，並能增強對變應原的反應。現在空氣污染嚴重，發生哮喘的人群比以前更多，而且哮喘治療非常困難，一般分為急性期治療和緩解期治療。哮喘在急性期的時候，可以針刺定喘穴，在緩解期可以艾灸定喘穴。

我曾經治療過一個70多歲的老人，也是朋友介紹來的，他患哮喘已經幾十年了，每到季節變化的時候都要去住院，因為他家住得遠，來針灸不方便，所以我給他開了中藥，先後給予麻杏石甘湯、定喘湯加減，病情逐漸得到控制，然後換成參苓白朮散，配合穴位貼敷，取定喘、肺俞、脾俞、腎俞等穴位交替使用，前後治療五個

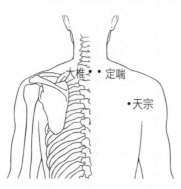

圖2-96　定喘穴位置示意圖

月，最後痊癒，直到患者80歲去世時哮喘也沒有再發作。

2. 夾脊（EX-B2）

【定位】在背腰部，當第1胸椎至第5腰椎棘突下兩側，後正中線旁開0.5寸，一側17穴，左右共34穴（見圖2-97）。

【主治】適用範圍較廣，其中上胸部的穴位治療心肺、上肢疾病；下胸部的穴位治療胃腸疾病；腰部的穴位治療腰腹及下肢疾病。

【體會】直刺0.3～0.5寸，或用梅花針叩刺。可灸。夾脊穴又稱華佗夾脊穴，相傳是由華佗最先使用的。夾脊穴非常常用，很多時候我們會用夾脊穴來替代膀胱經的背俞穴，除了和同水平的背腧穴作用相同以外，夾脊穴還有其他特殊功用。

首先它是治療強直性脊柱炎的常用要穴，強直性脊柱炎的疼痛是由脊柱本身的炎症所造成的，中醫理論屬於骨

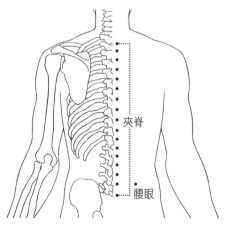

圖 2-97　夾脊穴、腰眼穴位置示意圖

痹，按照《黃帝內經》理論「五刺法」應該用「輸刺」，夾脊穴更靠近脊柱，所以扎背俞穴不如扎夾脊穴。

其次，當脊柱的棘突發生偏歪時，也就是脊柱發生小關節紊亂時，我們要由正骨讓它恢復正常，但是很多時候它不容易糾正，所以一般情況下我們都是先調整夾脊穴，讓偏歪的棘突周圍的肌肉、韌帶恢復正常，紊亂的小關節自然會恢復正常。夾脊穴很安全，因為下方都有椎板擋著，不會把針刺入胸腔和腹腔。

3. 腰眼（EX-B7）

【定位】在腰部，當第4腰椎棘突下，旁開約3.5寸凹陷中（見圖2-97）。

【主治】①腰痛；②月經不調，帶下；③虛勞。

【體會】直刺1～1.5寸。可灸。很多人都會說自己腰眼痛，那麼腰眼在哪裏呢？有人或許以為它在腎俞邊上，實際上它和腰陽關處於同一水平，在背闊肌、腰方肌中。腰方肌起自第12肋骨下緣和第1至4腰椎橫突髂嵴的後部，止於髂嵴上緣，作用為下降和固定第12肋，並使脊柱側屈和後伸，受腰神經前支支配。這塊肌肉很容易因勞損而引起疼痛，疼痛部位主要在腰眼附近。

（四）上肢穴（Points of Upper Extremities, EX-UE）

1. 腰痛點（EX-UE 7）

【定位】在手背側，當第2、第3掌骨及第4、第5掌骨之間，當腕橫紋與掌指關節中點處，一側2穴，左右共4穴（見圖2-98）。

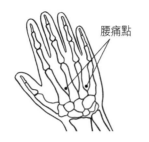

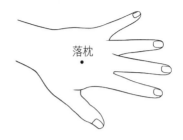

圖2-98　腰痛點穴位置示意圖　　圖2-99　落枕穴位置示意圖

【主治】急性腰扭傷。

【體會】由兩側向掌中斜刺0.5～0.8寸。可灸。腰痛點是一個透過臨床反覆檢驗的奇穴，它比後谿穴和養老穴更加常用。主要是用於治療急性腰扭傷，對於腰部慢性勞損效果一般，不如局部取穴。

2. 落枕穴

【定位】在手背側，當第2、第3掌骨間，指掌關節後約0.5寸處（見圖2-99）。

【主治】①落枕，手臂痛；②胃痛。

【體會】直刺或斜刺0.5～0.8寸。落枕穴我用得較少，因為常用的是後谿穴，但是按摩時落枕穴更加有效，所以如果不願意找醫生扎，可以使用落枕穴，用對側的拇指使勁掐，然後自己慢慢活動脖子。落枕的症狀緩解後，關鍵還要休息，最簡單的方法就是讓患者平躺，枕頭枕在頸部，頭平側向患側，讓患側肌肉得到放鬆，一般睡一覺就好了。千萬注意不要治療完了就在電腦前連續工作幾個小時，那會馬上復發。

3. 四縫（EX-UE 10）

【定位】在第2至第5指掌側，近端指關節的中央，

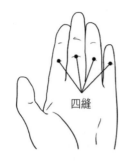

四縫

**圖2-100　四縫穴位置
示意圖**

一手4穴，左右共8穴（見圖2-100）。

【主治】①小兒疳積；②百日咳。

【體會】點刺出血或擠出少許黃色透明黏液。四縫這個穴位我沒有用過，倒是在實習的時候見別人用過。筆者曾經看過一篇文章，是個小兒外科醫生寫的，文中把刺四縫稱為「蠻荒」的做法，「像幽魂一樣危害著社會」，他冒著「被吐口水」的風險寫了那篇文章，希望「受這種愚昧之傷的孩子更少一些」。

整篇文章沒有說他做過調查沒有，做過統計過沒有，這種治法是否有效，只是看見小孩治的時候哭就稱之為「蠻荒」，就「痛心疾首」。我回應道：「客觀地說，我沒用四縫穴治過病，但是看了他的文章，所寫內容就是頂著科學的帽子用一種不科學的態度否定一種傳承了幾百年的治法，要否定請拿出統計數據來。要是這樣，他就會說耳尖放血治療瞼腺炎、少商放血治療咽痛、背俞放血治療過敏都是不可信的，都是蠻荒，因為他不懂。」

這讓我們想起那部名叫「刮痧」的電影，美國警察不懂可以說是中西方文化的差異，但是這番言論出在一個中國醫生的文章裏，能不讓人感到悲哀嗎？

4. 十宣（EX–UE 11）

【定位】在手十指尖端，距指甲游離緣0.1寸（指

寸），左右共 10 穴（見圖 2-
101）。

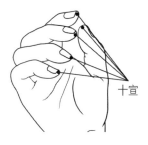

圖 2-101　　十宣穴位置
示意圖

【主治】①昏迷；②癲癇；
③高熱，咽喉腫痛。

【體會】淺刺 0.1～0.2 寸，
或點刺出血。十宣穴處有指掌側
固有神經（橈側三個半手指由正
中神經發出，尺側一個半手指有尺神經發出）。這十個穴
位刺激量很大，人的指尖是非常敏感的，所以一般用十宣
穴都是沒有辦法時才用，我平時也很少用。有一次治療一
個高熱癲癇的病人，每到夜裏就發熱，燒到 39～40℃，
然後就出現抽搐，查不到原因，也沒有辦法控制熱勢。

我就和患者家屬商量，反正現在沒辦法，就試試發作
時點刺十宣吧。點刺了一次，雖然當時還是抽搐，但是第
二天體溫就沒有那麼高了，也就 38℃多，而且以後再也
沒有出現高熱和抽搐。最後患者就慢慢好了，最終出院也
沒有搞清楚患者得的是什麼病、為什麼好的。

（五）下肢穴（Point of Lower Extremities, EX-LE）

1. 鶴頂（EX-LE 2）

【定位】在膝上部，髕骨的中點上方凹陷處（見圖
2-102）。

【主治】膝痛，足脛無力，癱瘓。

【體會】直刺 0.8～1 寸。可灸。鶴頂在股四頭肌腱和
髕骨交界處，這個地方容易勞損，因為無論是蹲下還是站

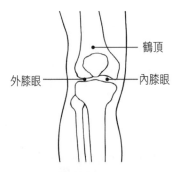

鶴頂

外膝眼　　　　　　內膝眼

圖1-102　鶴頂穴、膝眼穴
位置示意圖

起來，這個地方都是受力最大的地方之一，比較容易出現骨刺。這是我治療膝關節病經常取的穴位。

膝關節病是很常見的退行性病變，自己按摩保健很重要，其中有一個很重要的動作就是刮髕骨的邊緣，用虎口卡住髕骨的上緣向下推，刮髕骨的下緣，然後用虎口卡住髕骨的下緣向上推，刮鶴頂穴。這對膝關節炎很有好處。

2. 膝眼（EX-LE 5）

【定位】屈膝，在髕韌帶兩側凹陷處。在內側的稱內膝眼，在外側的稱外膝眼（見圖2-102）。

【主治】①膝痛，腿痛；②腳氣。

【體會】向膝中斜刺0.5～1寸，或透刺對側膝眼。可灸。膝眼也是個大家都聽到過的穴位，包括內、外膝眼，但是實際上外膝眼就是犢鼻穴，也是重要的骨性標誌。取膝眼一定要屈膝。膝眼是最容易扎到關節腔的地方，所以針刺膝眼對治療關節腔內的炎症作用要強於其他穴位，但是同時要注意在這裏進行穴位注射，尤其是一些大分子的中藥製劑，如果不確定的話，不要輕易打深了。

我剛參加工作那會兒，科裏經常用單位制劑當歸注射液進行穴位注射治療各種痛證，效果很好。但是就是有的時候在治療膝關節炎時，把當歸注射液打到膝關節腔裏，一般情況下沒事，碰到有的患者對藥物過敏，關節腫痛反

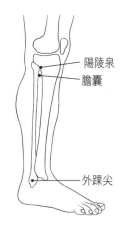

圖 2-103　膽囊穴位置
示意圖

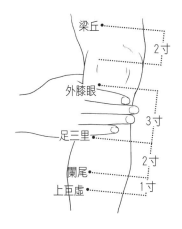

圖 2-104　闌尾穴位置
示意圖

倒加重了。

3. 膽囊（EX-LE 6）

【定位】在小腿外側上部，當腓骨小頭前下方凹陷處（陽陵泉）直下2寸（見圖2-103）。

【主治】①急慢性膽囊炎，膽石症，膽道蛔蟲症；②下肢痿痹。

【體會】直刺1～2寸。可灸。這個地方大家可以記住，尤其是有膽囊炎或者是膽結石的人，在這個穴位置附近找找壓痛點，平時沒事老按摩按摩，會有很好的治療作用。

4. 闌尾（EX-LE 7）

【定位】在小腿前側上部，當犢鼻下5寸，脛骨前緣旁開一橫指（見圖2-104）。

【主治】①急慢性闌尾炎；②消化不良；③下肢痿痹。

【體會】直刺1.5～2寸。可灸。犢鼻下3寸是足三里，下6寸是上巨虛，下5寸是闌尾穴。這個穴位也是要找壓痛點。急性闌尾炎就不說了，一般我們也不會去治療。但是還有很多慢性闌尾炎，做手術有點不值當，不手術病情還挺頑固，我就曾經遇到過好幾個這樣的患者。

治療方法就是扎闌尾穴附近的反應點和腹部闌尾體表投影的壓痛點。大家一定要謹慎，對腹部闌尾體表投影壓痛點進行局部針刺一定要把握住進針的深淺，取穴離闌尾的距離很重要，不要真的扎到闌尾上，要是把闌尾扎破了，可就非手術不可了。這樣的治法一般治療一次就很有效，治療五六次就好得差不多了。

後 記

　　終於又完成了一本，有些時候，真的覺得寫書需要激情，需要給自己限定個時間，一口氣寫下去。這本書可以說寫的是我最熟悉的內容，但是前後也拖了近半年。

　　寫完了再回頭看，很多不盡如人意的地方，雖然說這也是我二十年工作中對經絡穴位的感悟，但是有的體會卻無法用文字表達出來。有的是限於書本身的限制，比如對行針手法、推拿手法、觸診感覺等不適合在這本經絡書上體現。有的是限於書的篇幅，比如像三陰交穴，很多病都可以用到它，但是我無法一一列舉，只說了它的禁忌證。還有就是我本身的原因，平時懶得積累病案，到要寫的時候就記不清了，舉的例子不是近段時間剛治療的患者，就是自己很早之前記憶深刻的病例。

　　不管怎麼說，它終於寫完了，完成了這件事，我的心裏也安定了一些。由於軍隊改制，我的醫路生涯也到了一個選擇的時候。是繼續在明窗淨几的醫院裏看病、寫文章、做課題，還是在杏花旁、草堂裏勤求古訓、博採眾方、懸壺濟世？生活和夢想啊！

　　不管怎麼走，我還會繼續在傳統醫學的道路上前行，而且會更加追隨自己本心，年近半百，沒有什麼可以奢望的，只求不再揮霍自己的生命於一些無謂的東西。

　　與諸君共勉！

　　　　　　　　　　　　　　　　　　丁宇　年於北京

國家圖書館出版品預行編目資料

奇正縱橫明經絡／丁宇　方芳　李焱　編著　──初版
──臺北市，大展出版社有限公司，2021〔民110．06〕
面；21公分 ──（中醫保健站；100）
ISBN 978－986－346－332－0（平裝）
1.經絡　2.經穴　3.健康法
413.9　　　　　　　　　　　　　　　　110005546

奇正縱橫明經絡

編 著 者／丁　宇　方　芳　李　焱
責任編輯／翟　　昕
發 行 人／蔡 森 明
出 版 者／大展出版社有限公司
社　　址／台北市北投區（石牌）致遠一路2段12巷1號
電　　話／（02）28236031・28236033・28233123
傳　　眞／（02）28272069
郵政劃撥／01669551
網　　址／www.dah-jaan.com.tw
E - mail ／service@dah-jaan.com.tw
登 記 證／局版臺業字第2171號
承 印 者／傳興印刷有限公司
裝　　訂／佳昇興業有限公司
排 版 者／弘益企業社
授 權 者／山西科學技術出版社
初版1刷／2021年（民110）6月
定　價／330元

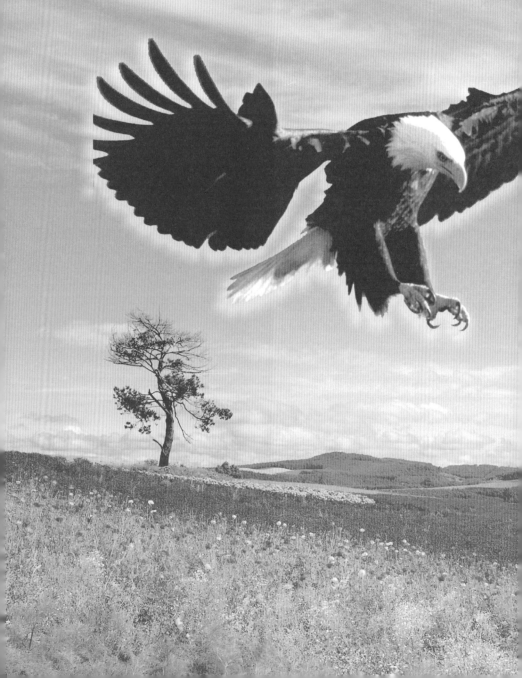

大展好書　好書大展
品嘗好書　冠群可期

大展好書　好書大展
品嘗好書　冠群可期